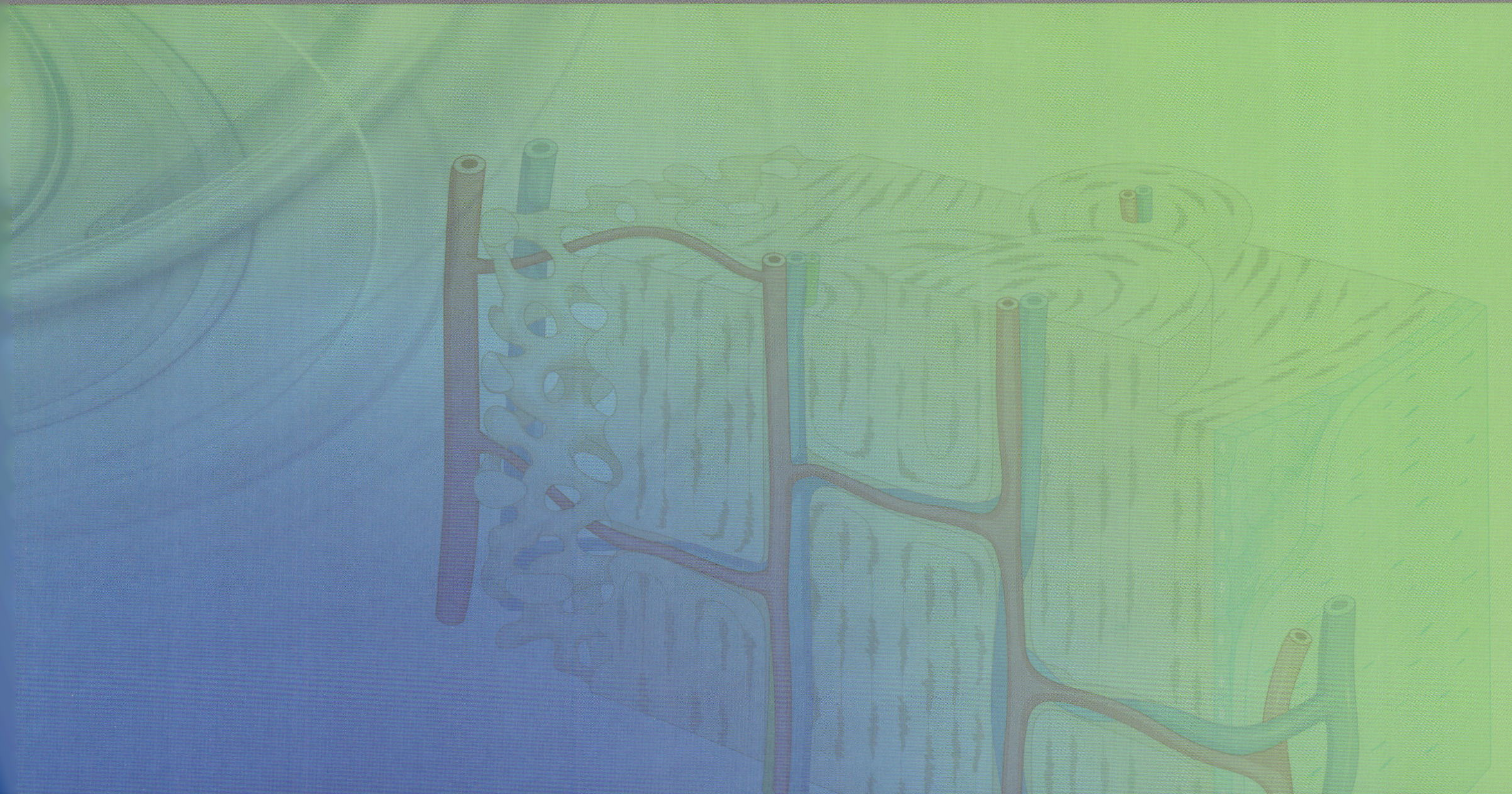

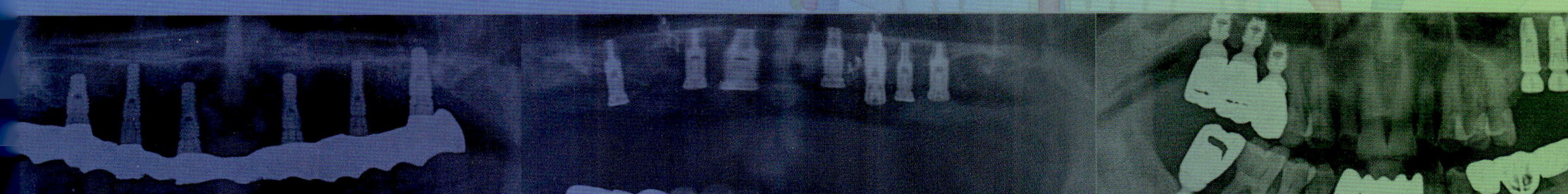

대한치과이식임플란트학회

김태인 | 양재호 | 이덕원
이양진 | 이장렬 | 최병갑
최병준 | 팽준영 | 황정원

vol 1

임플란트의 요점

진단과 치료 계획

군자출판사

임플란트의 요점 vol.1
– 진단과 치료 계획

첫 째 판 1쇄 인쇄 | 2013년 4월 25일
첫 째 판 1쇄 발행 | 2013년 4월 30일

지 은 이 대한치과이식임플란트학회
발 행 인 장주연
출 판 기 획 이윤희
편집디자인 오선아
표지디자인 전선아
발 행 처 군자출판사
등록 제 4-139호(1991. 6. 24)
본사 (110-717) 서울특별시 종로구 인의동 112-1 동원회관 BD 6층
전화 (02) 762-9194/5 팩스 (02) 764-0209
홈페이지 | www.koonja.co.kr

ISBN 979-89-6278-736-8
978-89-6278-737-5(전 3권)

정가 60,000원

Dental Implant

집필진 (가나다순)

김태인 박사	태원치과
양재호 명예교수	양재호치과
이덕원 교수	강동경희대학교병원 구강악안면외과
이양진 교수	분당서울대학교병원 치과보철과
이장렬 원장	리빙웰치과병원
최병갑 박사	연세힐링치과
최병준 교수	경희대학교치과대학 구강악안면외과
팽준영 교수	경북대학교치과병원 구강악안면외과
황정원 박사	서울바른정치과

발간사

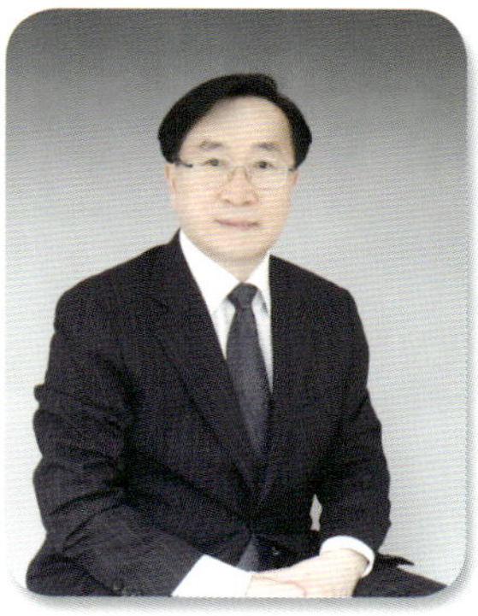

대한치과이식임플란트학회가 어느덧 37년의 역사와 전통을 이어가고 있습니다. 저희 대한치과이식임플란트학회는 1975년 12월에 창립준비위원회를 개최한 이래 1976년 5월 창립총회와 학술대회를 갖게 되었고 1981년 2월에 대한치과의사협회로부터 인준을 받았습니다. 저희 학회는 지금까지 인준분과학회로서 어려운 여건 하에서도 학술대회와 학술집담회를 성황리에 개최하였고 학술지, 학회소식지의 발간, 학회 홈페이지의 개편 등 회원들의 학술적인 필요를 충족시키고 새로운 학술정보의 보급을 위해 노력해 왔습니다. 뿐만 아니라 임플란트 시술동의서의 제정, 임플란트 진료비 산정기준 마련, 임플란트의 과대, 허위광고의 규제 등등 대외적인 행정처리에도 많은 성과를 거두고 있습니다. 또한 임플란트 관련 단체의 단일화를 위한 회의를 수년간 진행해 오고 있습니다. 많은 선임 회장님들과 선학들의 희생과 노력으로 지금까지 많은 난관을 극복하여 오늘에 이르게 되었기에 그분들에게 무한한 감사의 말씀을 드립니다.

자연치아의 손상없이 상실된 자연치아를 수복해 주는 치과임플란트학은 이제 구강외과, 보철과, 치주과를 포함하는 중요한 치과치료의 중심으로 자리잡았습니다. 임플란트를 이용한 치과치료는 치과의사들뿐만 아니라 전국민의 가장 큰 관심의 대상이 되었지만 증가하는 치과임플란트의 시술만큼 의료분쟁들이 증가하고 있고 이제는 치과임플란트 치료의 총체적인 가이드라인을 다시 한번 정립해야할 시기인 것 같습니다. 37년의 역사를 갖고 있는 대한치과이식임플란트학회에서 선정한 집필진을 중심으로 하여 치과임플란트의 핵심적인 내용의 치과임플란트학의 교과서중 첫 번째 지침서를 편찬하게 되어 매우 기쁘게 생각합니다. 앞으로 계속해서 발간될 다음 지침서들과 함께 대한민국 임플란트 교육의 표준이 되고 근간이 되기를 기원합니다. 치과대학생뿐만 아니라 치과대학을 졸업하고 치과임플란트학에 입문하는 모든 치과의사들, 그리고 치과관련 업무에 종사하는 모든 분들에게도 도움이 되기를 바랍니다.

바쁘신 중에도 귀중한 원고를 모아주신 모든 저자분들의 노고에 다시 한번 감사드리고 편집을 맡아주신 최병갑 이사님과 수고해주신 이사님들 그리고 출판을 쾌히 맡아주신 군자출판사 이윤희 차장님과 장주연 사장님께도 감사의 말씀을 드립니다.

대한치과이식임플란트학회 회장 박일해

목차

Chapter 01 치과임플란트의 발전과 역사 | 김태인

Chapter 02 임플란트의 생역학 | 이양진

Chapter 03 임플란트 시술을 위한 방사선학적 진단 | 이장렬

목차 CONTENTS

Chapter 06

부분 무치악의 임플란트 치료를 위한 고려사항 | 최병갑

Chapter 07

완전 무치악 환자의 임플란트 보철치료 | 양재호·황정원

01

치과임플란트의 발전과 역사

김태인

1. 치과임플란트의 종류와 발전사

상실된 치아를 수복하여 심미적, 기능적 그리고 정신적 회복을 얻기 위한 인류의 노력은 인류의 문명이 싹틀 때부터 시작되었다. 임플란트 시술에 대한 역사적 배경은 고대 중국의 황하강 문명시절까지 거슬러 올라 갈 수 있으며 BC 2000년 이집트에서는 결손치를 수복하기 위해 조각된 상아, 동물의 치아 혹은 노예의 치아를 사용했다는 기록을 찾아 볼 수 있다.

미국 인디아나 치과대학 도서관에서 찾아낸 1893년 논문에서는 Honduras 지역에서 발견된 마야문명 시대의 20세 가량의 여자로 추정되는 두개골에서 치아형태로 조각된 dark stone이 하악 좌측 측절치 부위에 식립되어 있다고 기록하고 있다. 그리고 여러개의 인접치아들과 함께 이 인공치아에는 치석이 부착되어 있다고 기술하고 있다. 인공치아 주변에 치석이 형성되어 있다는 것은 식립된 인공치아가 성공적으로 이식되었으며 구강 내에서 일정기간 이상동안 치아로서의 기능을 완수하고 있었다는 것을 의미한다. 고대의 다른 기록에서도 유사한 내용을 찾아볼 수 있는데, 이러한 기록들을 통하여 우리가 알 수 있는 것은 인공치아를 이식하여 상실된 치아를 회복한다는 것이 전혀 획기적이거나 새로운 생각이 아니라 매우 자연스러운 것이며 누구나 한번쯤은 생각해 볼 수 있는 것이라는 것이다. 그리고 이미 오래 전부터 이러한 시도가 있었으며 일부에서는 인공치아이식술이 성공을 거두고 있었다는 것을 보여주고 있는 것이다.

지금까지 개발된 수많은 치과임플란트의 종류를 구분하자면 그 형태와 재료, 수술방법에 따라 여러 가지 분류가 가능하지만, 미국 치과의사협회지에 발표된 NIH(National Institute of Health)의 인공치아 이식에 관한 보고서에서는 치과임플란트를 크게 4종류로 분류하고 있다. 이 보고서에 의하면 치과임플란트를 골내 임플란트(endosseous implant), 골막하 임플란트(subperiosteal implant), 골 관통형 임플란트(transosteal implant), 그리고 기타로 분류하고 있다. 기타로 분류된 치과임플란트에는 요즘에는 사용하지 않는 mucosal insert와 endodontic stabilizer 등이 해당된다.

1) 골내 임플란트(endosseous implant)

골내 인공치아는 그 형태에 따라 blade type, screw type, cylinder type 등으로 나눌 수 있으며 사용된 재료에 따라 금속과 비금속으로 구분할 수 있다. 골내 임플란트중에서도 root form implant의 효시라고 하면 Maggiolo를 꼽을 수 있다. 프랑스의 치과의사인 Maggiolo는 1809년에 이미 gold을 이용하여 치아형태의 인공치아를 만들어서 발치와에 시술한 것으로 되어 있다. "Art of the Dentist"라는 책을 저술하기도 한 Maggiolo와 함께 Dieu Blanc(1881), Hillicher(1891) 등은 이미 19세기에 임플란트를 치과임상에 적용하기 시작하였으며 이들을 "early pioneers"라고 부를 수 있을 것이다. 1909년에 Kansas의 Greenfield는 iridioplatinum 금속을 이용하여 cylinder와 screw형태의 격자구조(lattice-cage)를 갖는 임플란트를 고안한 것을 시작으로 1913년에는 hollow-core osteotomy drill을 이용한 two-piece 임플란트를 개발했다고 보고했고(그림 1-1) 1938년에 미국 Boston의 Strock 형제가 vitallium screw implant를 이용하여 단일치아 수복에 성공했다는 보고를 볼 수 있다. 이들은 발치 후 즉시 임플란트를 식립했는데 수술후의 합병증도 전혀 없었고 술 후 방사

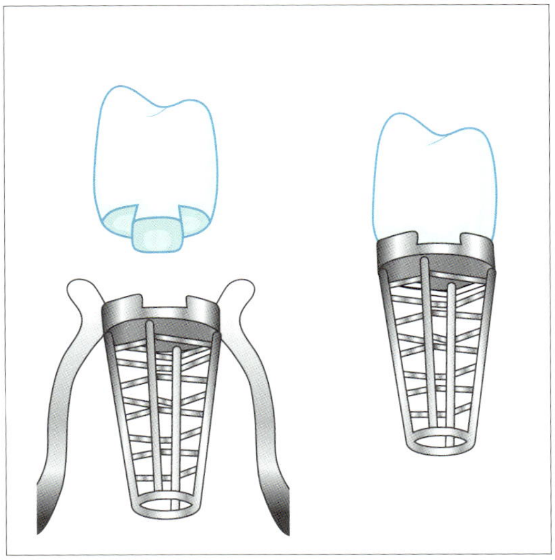

그림 1-1 Greenfield의 two-place basket 임플란트

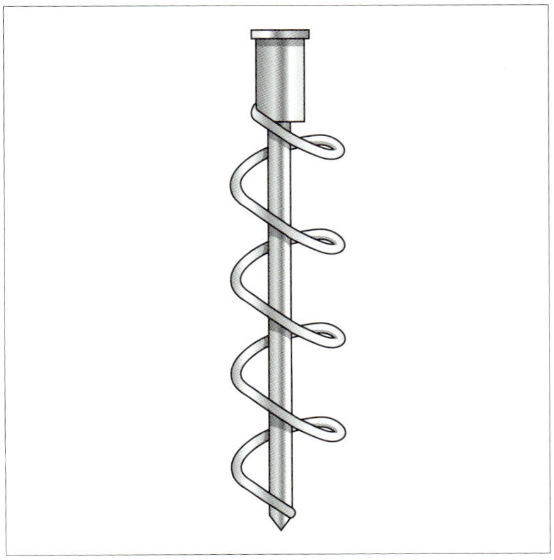

그림 1-2 Forningini가 wire를 손으로 구부려서 만든 spiral implant

선 사진에서도 완전히 치유된 것을 확인할 수 있었다고 보고했다. 또한 이들은 개를 이용한 조직학적 연구에서도 치과임플란트가 매우 우수하게 이식되어 있다는 병리학적 조직소견을 발표했다. 이 발표는 골내 치과임플란트의 성공적인 조직학적 소견을 기술한 최초의 자료로 보인다. 그리고 이 형제들은 endodontic stabilizer와 single submerged implant를 상악 전치부에서 성공했다고 발표했다.

그후 2차 세계대전 때문에 임플란트의 발전이 주춤하다가 이탈리아에서 1947년에 Formiggini가 stainless steel wire와 tantalum wire를 구부려서 만든 spiral형태의 인공치아를 개발하여 그의 환자에게 시술하였다. Formiggini는 spiral의 상방으로 골조직이 형성되어 임플란트가 고정되도록 임플란트를 설계하였는데 이론적으로는 적절하였지만 그가 초창기에 개발한 임플란트는 크게 성공을 거두지 못했다. Formiggini의 spiral implant는 두 개의 wire가 꼬여서 올라가다가 끝부분을 서로 용접하여 그 위에 보철물이 올라갈 수 있도록 post를 형성하는 구조를 갖고 있었는데(그림 1-2), Formiggini의 동료였던 Zepponi는 주조기법(casting)을 이용하여 나선형 임플란트를 제작하였다. Zepponi라는 사람은 일반 치과의사들에게 잘 알려져 있지는 않으나 손으로 wire를 구부려서 만들었던 Formiggini의 spiral implant에 주조기법(casting)을 적용한 Zepponi의 공로는 실로 대단한 의미가 있는 것이다. Wire를 사용하지 않고 주조를 함으로써 임플란트의 강도를 높일 수 있고 똑같은 크기의 임플란트를 지속적으로 생산할 수 있으며 이렇게 제작한 임플란트는 크기와 모양이 같기 때문에 임플란트 이식수술을 보다 정밀하게 체계화, 단순화시킬 수 있었을 것이기 때문이다.

비슷한 시기에 스페인의 Parro Andres도 Formiggini의 implant를 변형시킨 spiral implant를 사용하였고, 1950년대 초반에 프랑스의 Jacques Scialom은 3개의 pin이 벌어진 형태의 tripodial pin implant를 개발하였는데(그림 1-3)이 tripodial pin implant는 endodontic stabilizer와 함께 발전을 하여 일부 지역에서는 좋은 성공률을 보였다. Benaim은 1959년에 hollow cylinder 형태의 임플란트를 선보였는데 그의 hollow 디자인은 예전의 Greenfield가 설계했던 것과 유사하며 I.T.I의 hollow type 임플란트제품과도 유사한 점이 많다. 또한 이 시기에 프랑스의 Raphael Chercheve도 기계적인 고정(mechanical bony lock)을 얻을 수 있는 나사형태의 임플란트를 개발하였는데 당시로서는 상당히 체계화된 임플란트 시스템이라고 평가할 수 있으며 이 Chercheve 임플란트는 한국과 일본을 비롯한 일부지역에서 사용되기도 했다(그림 1-4).

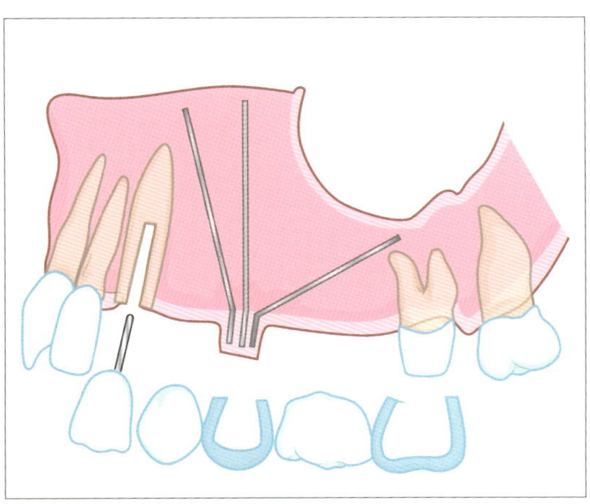

그림 1-3 Scialom의 tripodal pin 임플란트

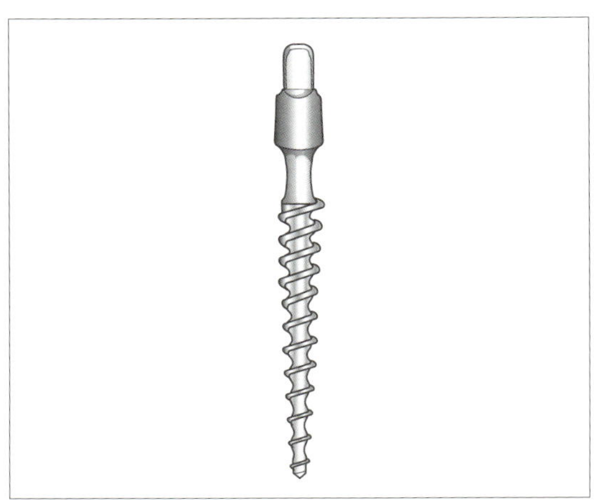

그림 1-4 Chercheve의 thin crest형 임플란트

1960년대에 Leonard Linkow는 titanium 금속을 이용하여 Chercheve 임플란트를 한단계 발전시킨 self-tapping vent-plant라는 임플란트를 개발했다. Linkow는 Chercheve의 업적을 상당히 높이 평가하면서 "임플란트의 형태는 임플란트를 식립하는 방법과 밀접한 관계가 있다는 chercheve의 확신이 있었기에 치과 임플란트가 크게 발전할 수 있었다"고 말하고 있다.

흔히 Linkow하면 blade implant만 연상하기 쉬우나 Linkow는 tripodial pin implant 시절부터 시작하여 Chercheve implant, blade implant, ramus implant 그리고 subperiosteal implant, root form implant에 이르기까지 치과임플란트의 모든 방면에서 활약을 한 사람이다. 그는 self-tapping과 vent를 응용하여 cortical bone과 cancellous bone에서 최대한의 골접촉을 얻어서 초기고정을 확보하고자 vent-plant implant를 설계하였으나 널리 사용되지는 못했다. 그는 root form implant가 너무 커서 수술부위의 골 조직이 충분하지 못하면 적응증에 해당되지 못하는 경우가 많고 시술이 복잡해서 다루기 힘들다는 단점들을 인식하고 blade implant를 개발하기에 이르렀다(그림 1-5). 현재는 root form implant에 밀려나서 사용되고 있지는 않지만 blade implant는 나름대로의 많은 장점을 갖고 있어 한때 골내 임플란트의 대부분을 차지할 정도로 널리 사용되었고 성공을 거두었던 임플란트로 평가된다. 지금 우리가 시술하고 있는 치과임플란트의 임상적인 초석을 세웠다는 면에서 Leonard Linkow는 임플란트의 학문적인 배경을 완성시킨 Per Ingvar Brånemark과 함께 치과임플란트의 진정한 "선각자(pioneer)"라고 칭할 수 있을 것이다. Linkow의 blade implant는 시술이 간편하고 치조골의 폭경이 좁은 경우에도 시술할 수 있으며 경제적으로 저렴하다는 장점들이 있으나 임플란트의 이식시 골 조직과의 접촉면에서 결체조직성 피막이 형성된다는 점에서 논란이 있었다(그림 1-6).

이 무렵 스웨덴의 정형외과 의사인 Brånemark과 그의 동료들에 의해서 치과임플란트는 커다란 전환점을 맞이하게 된다. Brånemark은 Gothenburg 대학에서 생체혈류학을 연구하다가 토끼의 대퇴골에 이식한 타이타늄이 골 조직과 결합하는 것을 발견하고 타이타늄으로 제작한 치과임플란트를 무치악환자들에게 시술하여 그 결과를 확인하였다. 그는 이러한 골 결합 현상을 "osseointegration"이라 명명하고 살아있는 골 조직과 기능을 하는 임플란트사이에 구조적. 기능적 결합이 이루어진다고 설명했다.

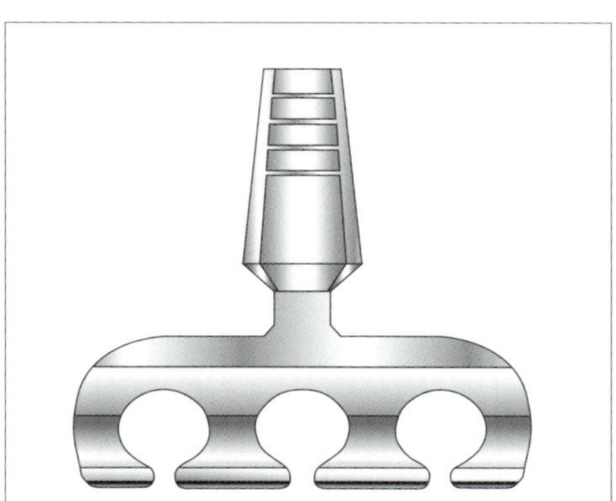

그림 1-5 Linkow의 bladeVent 임플란트

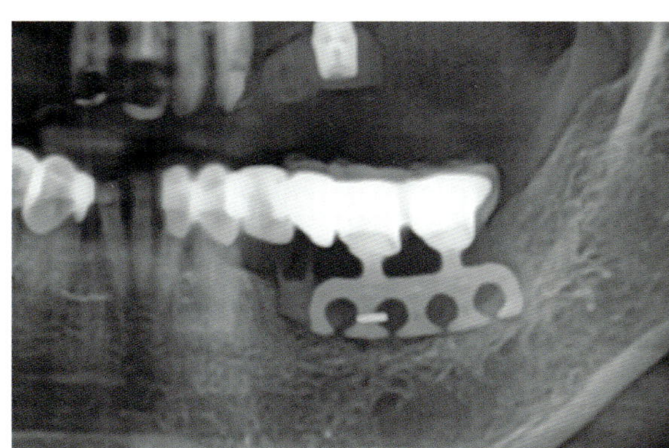

그림 1-6 Linkow의 bladeVent 임플란트

일반적으로 Brånemark이 titanium금속의 골 결합 기능을 처음 발견한 것으로 알려져 있으나 타이타늄 금속에 대한 생체조직학적인 연구는 Brånemark이 등장하기 이전에 이미 다른 사람들에 의해서 보고되었다. 1951년에 Leventhal이라는 사람은 정형외과 저널에서 "타이타늄은 골 조직과 붙는 성질이 있기 때문에 인공 보철물로 사용하기 적합하다"고 기록하고 있다. 어쨌든 타이타늄의 osseointegration 현상을 치과임상에 적용하고, 수술을 두 번으로 나누어 하는 2회 시술법, 임플란트 본체(fixture)와 지대기둥(abutment), 보철물의 구조물들을 나사로 연결시켜 고정하는 screw system 등의 Brånemark이 보여주었던 새로운 개념들(그림 1-7)이 치과임플란트의 발전에 지대한 공헌을 했다는 것은 재론의 여지가 없을 것이다. Brånemark group의 이론과 그들이 설계한 임플란트 형태를 모방한 수많은 치과임플란트 제품들이 쏟아져 나온 상태이지만 아직도 Brånemark 임플란트는 전세계적으로 널리 사용되는 권위 있는 제품으로 평가되고 있다. Brånemark과 그의 동료들은 10여년 이상의 기간동안 기초실험과 동물실험, 임상실험을 거치는 동안 100편 이상의 관련 논문을 발표하였으며 15년의 추적 임상증례에서 상악은 81%, 하악은 91%라는 놀라운 성공률을 보고하였다.

1950년대 이전의 치과임플란트는 주로 프랑스와 이탈리아, 스웨덴 등을 위시한 유럽국가들이 주도한 것으로 보이며 이는 그 당시의 역사적, 시대적 배경과도 관련이 있다고 본다. 치의학의 아버지로 추앙받는 Pierre Fauchard로부터 전해 내려오는 유럽의 전통과 산업혁명이라는 주위여건에 힘입어 유럽에서는 전반적인 치의학의 발전이 이루어질 수 있었을 것이다. 물론 미대륙에서도 왕성한 치과임플란트의 발전이 있었고 Harvard 대학을 중심으로 체계적인 연구가 시작되고 있었으나 유럽의 Brånemark과 그의 동료들이 내놓은 15년의 임상결과를 보고 자존심도 상하고 다시 한번 놀라지 않을 수 없었다. 이후 치과임플란트는 미국과 유럽을 양대 산맥으로 하여 선의의 경쟁과 발전을 계속해 오고 있다.

Linkow, James 등이 활발하게 활동하던 미국에서는 blade implant, subperiosteal implant 등이 주로 시술되다가 1982년을 전후로 유럽의 Brånemark implant가 미국으로 전파되면서 한동안 소위 말하는 "osseo-integration"과 "fibrointegration"의 논쟁이 있었다. Brånemark group에서는 임플란트가 골과 직접 접촉하여 골유착이 되는 osseointegration을 얻어야만 임플란트가 성공한다고 주장하는 반면, blade implant 혹은 subperiosteal implant를 선호하는 사람들은 임플란트와 골 조직 사이에 연조직막이 형성되어 자연치아의 치근막과 유사한 기능을 수행할 수 있는 fibrointegration이 보다 기능적인 치유기전이라고 주장했다. 그렇지만 시간이 흐르면서 osseointegration의 개념이 우세해지고 결국 최근에는 임플란트와 골 조직 사이에 연조직이 출현하면 임플란트의 실패로 간주하기에 이르렀다. 이제 blade implant나 subperiosteal implant를 시술하는 치과의사는 없고 역사의 한 페이지를 장식하고 있을 뿐이지만 Brånemark과 그의 동료들은 수년전까지도 전세계를 누비면서 Brånemark implant에 대한 강의를 했으며 Brånemark implant는 현재 사용되고 있는 임플란트 제품 중에서 가장 오래된 임상기록을 갖고 있는 임플란트로 평가받고 있다.

2) 골막하 임플란트(subperiosteal implant)

최초의 하악 골막하 임플란트는 스웨덴의 치과의사인 Gustav Dahl이 1940년에 시술한 것으로 되어 있다. 그후 Aaron Gershkoff와 Norman Goldberg가 Dahl을 방문하고 그의 아이디어를 미국으로 도입함으로써

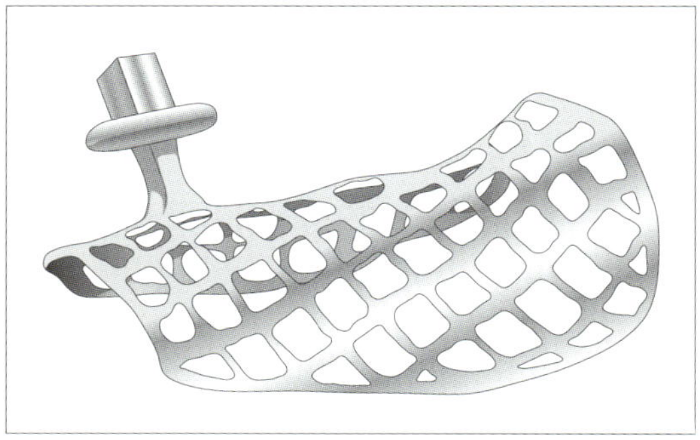

그림 1-7 부분 골막하 디자인

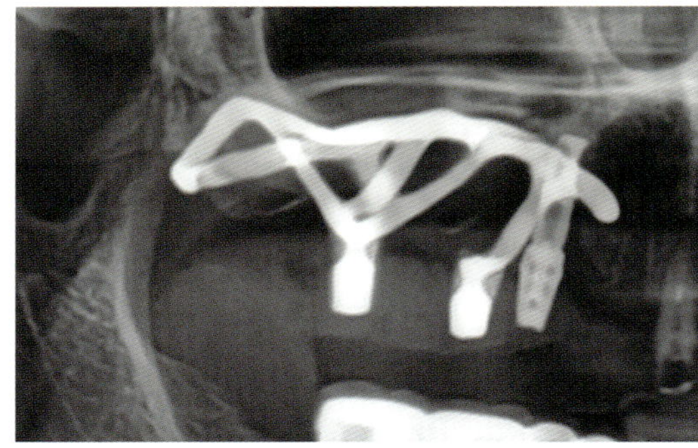

그림 1-8 골막하임플란트

골막하 임플란트의 시대를 열었다. 이들은 통상적인 인상채득으로 무치악상태의 석고모형을 만들고 wire template를 제작하고 이 template를 환자가 장착한 상태에서 여러장의 x-ray사진촬영을 하였다. 이렇게 얻어진 x-ray사진 상에서 각 부위별 연조직의 두께를 측정하고 그 두께만큼 모형을 삭제하는 방식으로 하악골의 형태를 재현하였다. 이렇게 완성된 하악골 모형을 기초로 cobalt-chromium-molybdenum의 골막하 임플란트를 제작하여 환자에게 식립하였다. 이들이 초기에 시행했던 방식은 하악골의 정확한 모양을 재현하지 못하여 임플란트의 적합도가 좋지 못했고 임플란트가 협설측으로 연장되지 못하고 치조정 부위만 고정되었기 때문에 고정나사가 저작압력을 견디지 못하여 오래지 않아 실패하였다. 1951년에 Bodine과 Lew는 정확한 하악골의 모형을 얻기 위하여 치은판막을 하악골에서 분리한 상태에서 직접 인상채득을 하였다. 직접 인상채득을 함으로써 매우 우수한 적합도의 임플란트를 제작할 수 있었고 임플란트의 안정성을 위하여 협설측으로 보다 넓은 면을 확보하도록 디자인하였다. 비슷한 시기에 Seattle의 Nicholas Berman도 골막하 임플란트를 위한 직접 인상채득을 시작하였는데 그는 임플란트의 탈락을 방지하기 위해 tantalum wire를 이용한 transosseous wiring과 circumferential wiring을 시도하였다. Linkow는 1952년에 편측 골막하 임플란트를 디자인하여 하악 구치부의 고정성 보철물을 위한 지대치로 사용하였다(그림 1-7). 그는 편측 골막하 임플란트를 계속 시도하였으나(그림 1-8) 초창기의 편측 골막하 임플란트는 성공하지 못하고 결국 제거해야만 했다고 기술하고 있다.

한편, 로마린다 대학에서 임플란트의 계면에 대한 병리학적 논문으로 학위를 취득한 Robert James는 로마린다 치과대학에 임플란트 수련 프로그램을 설립하여 많은 임상증례와 함께 골막하 임플란트의 발전에 커다란 공헌을 하였다.

당시에 시술되었던 골막하 임플란트는 크게 2가지의 문제점이 있었는데 첫번째는 mental nerve를 비롯한 neurovascular bundle의 손상이었다. 이것은 골막하 임플란트를 설계할 때 mental nerve 주변을 피하여 전치부와 구치부 후방에서 넓게 펼쳐지도록 하고 연결되는 부분을 충분히 보강하는 것으로 해결할 수 있었다. 또 한가지의 문제점은 인상채득과 임플란트 이식수술을 위해 2번의 큰 수술을 해야 한다는 것인데 CT imaging과 CAD-CAM(computer assisted diagnosis-computer assisted manufacturing)기술이 등장하면서 인상채득을 위한 수술은 피할 수 있게 되었다. 그러나 골막하 임플란트는 Brånemark implant를 중심으로 하는 root form implant에 점점 밀려나면서 로마린다 대학의 Robert James에 의해 겨우 명맥을 유지하던 중 갑작스러운 그의 사망으로 이제는 퇴색한 임플란트가 되어 버렸다. 그렇지만, 골막하 임플란트는 blade implant와 함께 치과임플란트의 발전에 커다란 역할을 하였으며 그 과정에서 우리의 선학들이 물려준 임상경험들은 매우 소중한 것이라 할 수 있다.

3) 골 관통형 임플란트

1957년까지는 모든 치과임플란트의 식립수술이 구강내로 이루어졌으나 남프랑스의 보르도 지방의 Benoit라는 치과의사가 하악의 inferior border에서부터 접근하는 구강외적인 접근법을 이용하여 가늘고 둥근 모양의 치과임플란트를 성공적으로 식립했다고 보고했다. 그의 보고는 미국의 Christiansen과 Cranin에 의해 주목을 받기 시작했고 이때부터 골 관통형 임플란트(transosteal implant, transmandibular implant)라는 이름으로 불리기 시작했다(그림 1-9). 골 관통형 임플란트는 다른 임플란트와는 다르게 임플란트의 유지와 안정을 gross mechanical locking에 의해 얻는 방식으로서 Benoit가 시작하고 Christiansen과 Cranin이 발전시켰으나 요즘 성공적으로 사용되고 있는 mandibular staple implant는 Small에 의해 완성되었다고 할 수 있다. Small은 골 관통형 임플란트를 심하게 퇴축되었거나 기형인 하악골을 수복하는 정형외과적인 술식으로 서술하면서 하악골 전치부의 높이가 최소한 9mm는 되어야 골 관통형 임플란트가 성공할 수 있다고 하였다. 그리고 골 관통형 임플란트 수술 8주 후에 attachment를 이용한 denture를 제작해야 한다고 말하고 있다. 골 관통형 임플란트는 하악 전치부에만 시술이 가능하고 대부분의 경우 전신마취를 해야만 하기 때문에 시술의 적응증이 많지 않다. 또한 하악 전치부의 턱 밑부분에서 피부 절개를 해야하기 때문에 흉터가 남게 되고 수술기간 동안 병원에 입원해야 한다는 번거로움 때문에 널리 사용되고 있지는 않다. 게다가 최근에는 자가골과 인조골을 이용한 골 이식술과 인조판막을 이용한 치조골 증대술이 사용되면서 골 관통형 임플란트는 거의 설자리를 잃게 되었다.

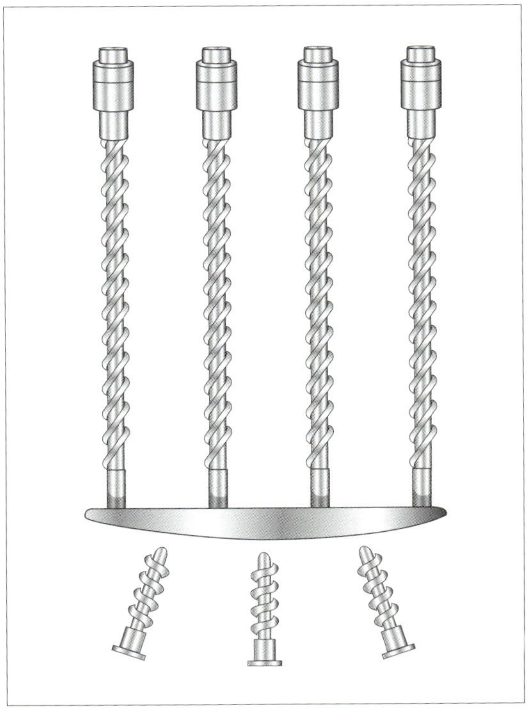

그림 1-9 골 관통형 임플란트의 모습으로서 하악의 inferior border에서부터 수술을 하여 구강 내로 Post를 노출시키는 수술을 해야 한다. 대부분 전신마취를 필요로 하므로 개인의원에서는 시술하기가 곤란하다.

4) 기타(mucosal insert, endodontic stabilizer)

Mucosal insert implant에 대한 최초의 기록은 1943년경이며 1945년에는 Gustav Dahl에 의해 미국에서 특허신청이 되어 있는 것을 확인할 수 있다. Gustav Dahl의 저서에 따르면 그가 초창기(1941)에 시술했던 상악 골막하 임플란트중의 한 증례에서 임플란트 수술 후 약 1년 가량 지나서부터 임플란트의 frame이 노출되기 시작했다고 한다. 환자가 통증이나 불편함을 호소하지 않은 상태에서 결국 상악의 골막하 임플란트 frame은 더 이상 고정되지 못하고 빠지게 되었는데 두꺼운 연조직의 elasticity 때문에 골막하 임플란트는 착탈이 가능한 가철성 보철물처럼 기능을 하게 되었다. 이러한 상태를 Dahl은 "semiimplant"라는 표현을 사용하면서 여기서 얻은 아이디어를 발전시켜 mucosa의 elastic retention을 이용한 snap device를 개발하기에 이르렀다. 그는 여러번의 실험을 거듭하여 mucosal button을 이용한 "intramucosal insert implant"를 완성하였으나 스웨덴에서는 이에 대한 발표와 사용이 금지되는 바람에 미국에서 특허신청을 하게 되었다고 한다. 이후 Kenneth Judy와 Charles Weiss가 좀더 간단하고 정확한 구조의 mucosal insert technique을 선보였다(그림 1-10). Mucosal implant는 기본적으로 thick mucosa를 갖고 있는 상악에 적용되는 임플란트로서 가철성 보철물의 유지와 안정을 도와주고 교합력을 흡수하면서 넓게 분산시키는 효과가 있기 때문에 치조골의 흡수를 예방할 수 있다고 한다. 환자 자신이 보철물을 착탈할 수 있도록 되어 있어 청결 유지가 가능하지만 보철물을 너무 자주 빼서 cleaning을 하면 유지력이 감소하게 되고 반대로 빼지 않으면 유지력은 증가하나 나

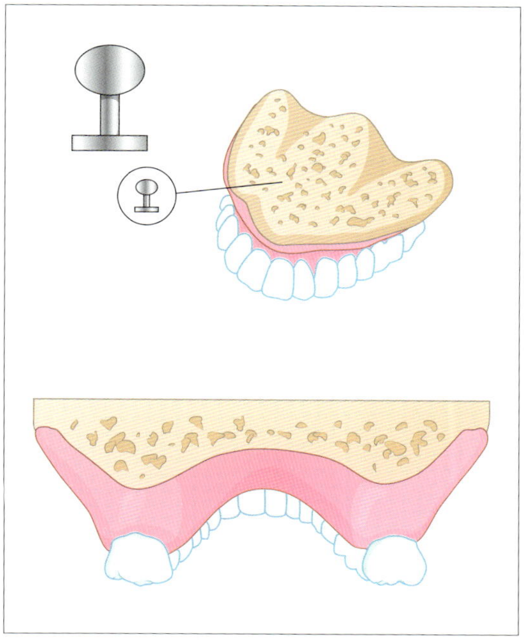

그림 1-10 Mucosal insert implant의 그림으로, 두꺼운 mucosal을 가지고 있는 상악에서 적용할 수 있다. 성공적인 예후를 보장할 수 없고, 환자의 고통이 심해 추천할 만한 방법은 아니다.

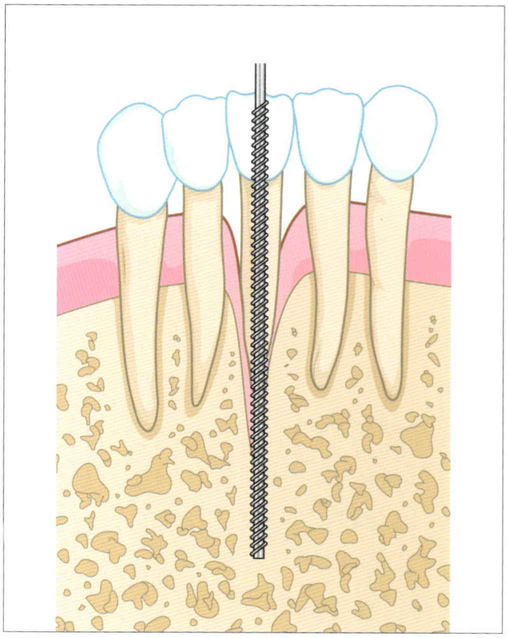

그림 1-11 Endodontic stabilizer의 임상 모식도. 동요도가 심한 치아를 고정하는 데 효과가 있으나, 현재는 거의 사용하지 않는다.

중에는 잘 빠지지 않아서 cleaning이 불가능하게 된다. Mucosal insert implant는 시술 후에 연조직이 치유될 때까지 환자의 고통이 심하고 확실한 예후를 보장하기가 어렵기 때문에 지금은 사용되지 않고 있다.

Endodontic stabilizer는 stabilizing pin이라고도 하며 1940년에 영국의 Orlay가 처음 보고한 것으로 되어 있으나 비슷한 시기에 미국의 Strock형제도 endodontic stabilizer를 성공했다는 보고를 했다. 이 술식은 근관치료의 확대된 형태라고도 할 수 있는데, 흔들리는 치아를 고정하기 위하여 치아의 근관을 따라 고정핀을 삽입하여 치근단을 지나 치조골에 고정하는 방법이다(그림 1-11). 치근이 하나인 전치부에 주로 사용되나 tripod configuration으로 사용되기도 한다. 고정핀이 치근단을 관통하여 훨씬 아래까지 고정되기 때문에 해당치아의 crown/root ratio를 개선시키는 효과를 얻을 수 있어 흔들리는 치아의 동요를 즉시 해결할 수 있고 일부 증례에서는 좋은 효과를 볼 수 있다. 이 방법 역시 정확한 적응증에 사용한다면 충분히 활용 가능한 방법이겠으나 최근에는 거의 사용하고 있지 않다.

2. 치과임플란트의 생체재료학적 발전사

치과 임플란트의 생체이식재료로 사용되기 위해서는 몇 가지 조건을 충족시킬 수 있어야 하는데, 여기에는 생체적합성뿐 아니라 적절한 기계적 성질, 부식저항성, 가공성, 멸균성, 비용 등등이 해당된다. 고대에 사용되었던 동물의 치아, 사람의 치아, 돌 조각, 조개 등은 원시적인 형태라 할 수 있으며 1809년에 Maggiolo가 금(gold)을 이용한 이후 여러 가지의 금속들이 먼저 시도되었다. 1880년대 후반에 Edmonds와 Harris는 백금(platinum)에 납(lead)을 도포하여 인공치근을 제작하여 시술하였으며 1895년에 Bonwill은 gold와 iridium을 사용한 임플란트를 식립하였다는 증례보고를 뉴욕치과의사회에서 발표한 바 있다. 1898년에는 Payne이라는 사람이 silver capsule을 발치와에 이식하고 porcelain crown을 그 위에 고정한 증례를 National Dental Association에서 보고했다. Scholl은 1903년에 porcelain root를 사용하였고 Greenfield는 iridioplatinum을 이용한 hollow basket implant를 제작하여 수년간 시술하였다. Stainless steel 금속은 녹이 슬지 않는 획기적인 금속이라 하여 공업적으로는 탁월한 금속으로 인정받았으나 생체이식재료로서는 큰 점수를 얻지 못했다. Stainless steel 중에서 정형외과에서 의학용으로 많이 사용되는 316-stainless steel조차도 부식저항력이 떨어지고 생체조직반응도 우수하지 못하여 치과임플란트로는 성공하지 못했다. 이 시기까지 사용되었던 대부분의 치과임플란트들은 오래 기능을 하지 못하고 탈락하였다. 특히 1936년 이전에 이식되었던 치과임플란트들은 장기적으로 성공했다고 보기 어려운 경우가 많았는데 이는 치조골의 생리와 생체이식재료의 조직반응에 대해 충분한 이해가 부족했기 때문으로 보아야 할 것이다.

1937년에 Venable과 Strock의 연구에서 Vitallium(chrome-cobalt-molybdenum alloy)이 생체조직에 이식되어 전기적으로 분해되지 않는 유일한 금속이라고 소개하였다. Venable은 전기분해법을 이용하여 금속이 이식된 골조직에 미치는 영향에 대한 실험을 하여 Vitallium이 매우 우수한 생체이식재료라는 것을 증명하였고 Strock은 하바드에서 Venable의 Vitallium screw implant를 환자에게 시술하였다. 이때 처음으로 이식된 Vitallium 임플란트는 1953년 환자가 사망하기까지 아무 문제가 없었다고 한다. Vitallium은 stainless steel 보다 생체적합성이 우수하여 일부 blade implant에도 사용하였고 특히 가볍고 주조 가공성이 우수하다는 장점 때문에 골막하 임플란트에 많이 이용되었다. Vitallium은 생체적합성이 좋아 지금도 가철성 보철물의 frame으로 사용되고 있다. Vitallium 금속의 등장으로 많은 사람들이 임플란트 재료의 생체적합성이 얼마나 중요한 요소인가를 인식하기 시작했다고 할 수 있다.

이후 1950년대와 1960년대에 많은 학자들이 치과임플란트 재료로서 titanium 금속을 연구하였으며 이들은 titanium 금속이 불활성이며 생체친화성이 있다고 결론지었다. Titanium은 원자번호 22, 원자량 47.9의 비중이 낮은 금속으로서(4.5gm/cm^3) 1791년 Gregor가 처음 발견하여 1795년 Klaproth 가 titanium이라 명명하였으나 제련과 주조가 어려웠던 이유로 1910년에서야 pure metal의 생산이 가능해지고 titanium이 갖는 탁월한 부식저항능력과 생체적합성이 알려지면서 이 금속에 대한 활발한 연구가 진행되었다. 순 타이타늄은 제련과정이 복잡하고 특히 주조과정이 까다로워서 다루기가 힘들고 강도, 경도, 표면마모도 등의 물리적 성질이 취약하다는 단점이 있다. 순 타이타늄(pure titanium)의 열등한 기계적 성질을 향상시키기 위해 순 titanium에 Al, Sn, Mn, Fe, Cr, Co, V, Pt, Mo 등을 첨가한 수십종류의 titanium계 합금들이 개발되었고 이러한 titanium계 합금들 중의 일부는 기계적, 물리적 성질이 향상되어 가볍고 질기며 부식에 강하고 고온에 잘 견디는 성질 때문에 선박, 미사일, F-14 등의 비행기 제작에 사용되기도 하며 순 titanium과 함께 생체이식용 금속재료로도 사용되고 있다. Titanium 금속은 공기중에 노출되면 금속표면에 TiO_2의 산화막을 형성하게 되며 이 산화막이 있음으로해서 부식에 대한 저항과 우수한 생체적합성의 특성을 갖게 되는 것이다. 산화막의 두께와 특성은 주위환경에 의해 영향을 받으며 이러한 산화막의 변화는 골조직과의 반응에도 영향을 주게된다. 결국 타이타늄 임플란트가 골조직과 결합하는 부분은 제일 바깥층이며 이는 곧 임플란트의 표면상태와 산화막의 성질에 의해서 골유착현상이 좌우될 수 있다는 것을 의미하는 것이다. 1980~1990년대에 타이타늄의 osseointegration현상에 대하여 보다 심도깊은 연구가 진행되었고 그 결과 치과임플란트의 골유착 과정의 많은 부분들이 밝혀졌다. 타이타늄의 기계적 성질을 향상시키기 위해서 6%의 aluminum과 4%의 vanadium을 첨가한 타이타늄 합금(Ti-6Al-4V)의 골결합 상태가 순 타이타늄과는 같지 않다는 주장도 있었고 타이타늄의 표면상태를 달리함으로써 골유착현상의 정도와 속도를 개선시킬 수 있다는 과학적인 결과들도 나오고 있다. 이에 대해서는 앞으로도 많은 연구가 진행되어야 하겠으나 Brånemark group에서 타이타늄 임플란트를 내놓은 이후로 타이타늄 금속이 치과임플란트의 재료로서 자리매김을 한 것만은 틀림없는 사실이고 지금 사용되고 있는 치과임플란트의 거의 대부분은 타이타늄을 주 소재로 하고 있다.

이에 더하여 일부에서는 타이타늄에 다량의 니켈을 첨가하여 shape memory effect를 가미한 형상기억합금을 치과임플란트에 시도하기도 하였다. 신체내부에서 martensite형 상변태를 응용한 임플란트 형태의 변화를 유도함으로써 강력한 초기고정을 얻을 수는 있겠으나 니켈이 다량 함유된 상태에서의 골유착 현상과 니켈의 장기적인 생체적합성 등이 문제로 지적되고 있다. 타이타늄뿐 아니라 tantalum과 niobium 등의 금속들이 우수한 생체적합성을 인정받아 실험적으로 사용되었으나 물리적 성질과 가공성 등의 문제들로 인해 단독으로는 사용하지 못하고 타이타늄과 합금으로 제작할 경우에는 가능성이 보인다고 할 수 있다.

Carbon은 생체적합성이 우수하고 탄성률이 유리하다는 특성때문에 1970년대에 치과임플란트에 시도되었으나 기계적 성질이 약해서 파절 등의 위험이 있고 골유착 성공률도 떨어져서 치과임플란트로서는 적합하지 않은 것으로 판명되었다. Carbon은 vitreous carbon, purolytic carbon, vapor deposited carbon, 세 종류의 isotropic 형태를 갖고 있으며 다른 임플란트 재료와는 달리 cyclic loading에 대해 강도가 떨어지지 않는 특성을 갖고 있는 것으로 알려져 있다. 1970년대 초반에 vitreous carbon을 이용한 임플란트가 Grenoble과 그의 동료들에 의해 소개되었고 훨씬 우수한 기계적 성질을 지닌 pyrolytic 또는 LTI(low temperature isotropic) carbon, ULTI(ultra low temperature isotropic) carbon 그리고 silicon alloyed carbon 등이 소개되었다. 이러한 carbon들은 임플란트자체의 성질변화 없이 임플란트 표면에 얇은 코팅처리를 하여 시도되기도 하였다.

비금속재료로서 비교적 우수한 성공률을 보였던 재료로는 ceramics가 있다. Ceramic은 1890년도부터 생체재료로 사용되었는데 생물학적면에서 매우 안정적인 물질이고 무독성, 무자극이며 주위조직에 대해서 탁월한 반응을 나타내는 재료이다. 초창기의 ceramic은 기계적 성질이 좋지 못했으나 single, poly-crystalline 형태의 ceramic이 개발되면서 치과임플란트재료로 사용되기 시작했고 그 이후에도 많은 종류의 ceramic들이 시도되었다. Switzerland에서 Sandhaus라는 사람은 Crystal Bone Screw라는 이름의 poly-crystalline allumina 임플란트를 사용했으나 tensile strength가 부족했다고 전한다. Aluminum oxide는 1968년에 Driskell에 의해 처음 소개되었는데 원숭이를 이용한 장기간의 동물실험과 임상실험에서 탁월한 생체친화성을 보고하였다. Aluminum oxide 중에서도 sapphire와 ruby같은 single crystal alumina는 생체적합성이 좋고 비교적 우수한 강도를 갖고 있으며 porous alumina는 강도는 떨어지나 bone ingrowth에 유리하다고 한다. Kawahara는 Bioceram이라고 하는 ceramic 임플란트를 개발하였는데 임플란트의 내부는 single crystalline 구조이면서 외부층은 poly-crystalline 구조를 갖게 하여 교합력에 대한 강도를 갖으면서 세포들의 ingrowth를 유도하였다. Bioceram 임플란트는 일본뿐 아니라 미국 등지에서도 많이 사용되어 좋은 결과를 보고하였다. 한편 Florida 대학에서는 Hench와 Pascall에 의해 Bioglass라는 이름의 glass ceramic이 개발되었는데 임플란트 표면에서 silica gel이 형성되어 collagen의 protein과 결합하여 화학적인 결합을 이룬다고 주장하였다. Glass ceramic도 brittle한 성질 때문에 임플란트의 파절이 보고되었으며 Hench와 Wilson들은 임플란트의 표면에 glass ceramic을 코팅하는 방법을 시도하기도 했다.

또 다른 형태의 ceramic으로는 calcium phosphate ceramic이 있는데 치과임플란트에 응용되는 것으로는 HA(hydroxyapatite)와 TCP(tricalcium phoshpate)가 있다. Calcium phosphate ceramic은 인체독성이 없고 성공적인 골결합을 기대할 수 있는 우수한 생체재료이나 골조직의 형성을 유도하거나 촉진시키는 성질이 있는 것은 아니다. 이중에서 TCP는 생체 내에서 서서히 분해되는 흡수성 ceramic으로서 제조방식에 따라 화학적 조성과 porosity가 달라지며 이에 따라서 생체분해되는 정도가 달라질 수 있기 때문에 치과임플란트재료로서 보다는 부족한 골조직을 대체하는 재료로 많이 사용되고 있다. Hydroxyapatite는 생체적합성이 우수하고 생체내에서 거의 흡수가 되지 않으면서 높은 강도를 갖고 있어서 치과임플란트재료로 사용 가능하지만 ceramic의 취성(brittleness) 때문에 임플란트의 파절이 문제점으로 지적되었다. 1990년대에 들어서면서 HA의 우수한 생체적합성을 금속임플란트에 적용하기 위해 HA코팅이 세계 각국에서 시도되었다. 그리고 HA코팅 임플란트와 금속표면 임플란트의 골결합정도를 비교한 수많은 실험이 실행되어 그 결과를 발표했는데 대부분은 HA코팅 임플란트가 상대적으로 우수한 골결합을 나타낸 것으로 보고하고 있다. 일부에서는 HA코팅 임플란트의 임상적인 문제점이 지적되고 있긴 하나 그것은 HA의 생체적합성이 문제라기보다는 HA를 코팅하는 기술적인 면에서의 문제점으로 보여진다. HA의 탁월한 생체적합성은 이미 잘 알려진 사실이므로 특히 골질이 불량한 경우에는 금속표면의 임플란트보다는 HA코팅 임플란트를 사용하는 것이 보다 확실한 골결합을 기대할 수 있을 것으로 사료된다.

금속재료의 부식가능성과 cereamic의 파절위험성을 극복하기 위해 1960년대에 Hodosh가 처음으로 plastic을 소개하였다. Hodosh는 발치후에 발치와가 변하기 때문에 plastic으로 자연치근과 유사한 모양으로 임플란트를 제작하여 발치와에 이식함으로써 정확한 시술이 가능할 것이라고 하였다. Plastic 계열 중에서 가장 많이 사용되는 것은 PMMA(polymethylmethacrylate)로서 생체적합성이 뛰어나진 않지만 유해한 독성은 없다. PMMA의 생체적합성을 향상시키기 위하여 vitreous carbon, silica등을 혼합하여 시도하기도 했으나 생체적합성이 부족하고 탄성율이 너무 낮은 이유로 치과임플란트로서는 성공을 거두지 못했고 고탄성 polymer를 금속이나 ceramic 임플란트의 표면에 코팅하는 방법이 연구되고 있다. PMMA는 생체적합성이 부족하나 필요에 따라서 원하는 모양으로 제작할 수 있다는 장점이 있어서 치과임플란트보다는 정형외과, 성형외과 등의 분야에서 사용되고 있다.

3. 학문으로서의 임플란트, 임상으로서의 임플란트

치과임플란트의 개발은 1809년에 Maggiolo가 치근형태의 임플란트를 시도한 이후 1941년에 스위스의 Gustav Dahl이 골막하 임플란트와 mucosal insert를 시작하고 비슷한 시기에 Manlio S. Formiggini가 나사형태의 임플란트를 고안해 낸 것으로 되어 있다. 1960년대에는 Linkow가 blade implant를 비롯한 다양한 치과임플란트를 시도하여 좋은 결과를 보고하였다. 그렇지만 요즘 우리가 시술하고 있는 치과임플란트의 학문적인 바탕은 스웨덴의 정형외과의사인 Brånemark과 그의 동료들에 의해서 완성되었다고 보는 것이 옳을 것이다. Brånemark은 Gothenburg 대학에서 생체혈류학을 연구하다가 토끼의 대퇴골에 이식한 타이타늄이 골조직과 결합하는 것을 발견하고 이 현상을 하악 무치악 환자들에게 치과임플란트로 적용하기 시작했다. 그는 이러한 골결합 현상을 "osseointegration"이라 명명하고 살아있는 골조직과 기능을 하는 임플란트 사이에 구조적, 기능적 직접결합이라고 설명하였다. 이후 Brånemark과 그의 동료들은 10여년 이상의 기간동안 수많은 기초실험과 동물실험, 임상실험을 거치는 동안 100여편 이상의 관련 논문을 발표하였으며 15년간의 추적 임상증례에서 상악은 81%, 하악은 91%라는 당시로서는 획기적이고 놀라운 성공률을 보고하였다. 미국에서도 왕성한 치과임플란트의 발전이 있었고 체계적인 연구가 시작되고 있었으나 Brånemark과 그의 동료들이 내놓은 15년의 임플란트 임상결과를 보고 전 세계가 놀라지 않을 수 없었다. 그들의 과학적이고 체계적인 실험디자인, 확인을 거듭하는 수많은 기초실험과 동물실험, 그리고 인내와 끈기를 갖고 추적한 장기간의 임상 데이터들은 지금도 반복하기 어려운 탁월한 업적이라고 할 수 있다. 치과의사들 사이에서 임플란트 치료술식이 퍼져나가기 시작하자 이에 대한 guideline을 제시하기 위한 토론회가 1978년에 NIH후원으로 Harvard 대학에서 있었다. 이 conference에서 임플란트의 정의와 효용성, 평가기준 등 8개항의 panel을 통해서 임플란트와 관련된 여러 가지 지침들을 결정하였다. 그리고 1986년에는 Canada의 Toronto에서 Brånemark group의 과학자들이 중심이 되어 치과임플란트에 대한 또 한번의 평가를 하였는데 이를 Toronto conference라 한다. Toronto conference에서는 osseointegration 개념을 기본으로 하여 좀더 엄격한 기준을 제시하였는데 아직까지도 이 기준들이 일반적으로 받아들여지고 있다. 그 내용들 중에서 success criteria를 살펴보면 다음과 같다.

≫ NIH-Harvard Consensus에서의 임플란트 success criteria

1. 어떠한 방향으로도 1mm 이내의 동요도를 가질 것
2. 임플란트 주변에서 방사선투과성을 보이지 않을 것
3. 임플란트 높이의 3/1 이하의 골흡수를 보일 것
4. 자각증상, 감염, 하악관, 상악동, 비강 등의 침범이 없을 것
5. 5년간 75% 이상에서 기능할 것

≫ Toronto conference에서의 임플란트 success criteria

1. 임상적으로 동요도를 보이지 말아야 함
2. Peri-implant radiolucency를 보이지 말 것
3. 1년에 0.2mm 이상의 골소실이 나타나지 말 것
4. 동통, 감염, 신경병변, 마비감, 하악관의 손상 등의 증상이 없어야 함
5. 5년간 85%, 10년간 80%의 성공률이 성공의 최저 평가기준임

당시 blade implant나 골막하 임플란트를 시술하는 사람들은 임플란트와 골조직 사이에 연조직막이 형성되는 fibrointegration도 임플란트 기능에 유효한 것으로 간주하고 있었으나 Brånemark group에서는 임플란트가 골과 직접 결합을 이루는 osseointegration을 얻어야만 임플란트가 성공할 수 있으며 임플란트계면에 연조직이 개재되면 임플란트는 성공할 수 없다고 주장하여 소위 말하는 "fibrointegration vs osseointegration"의 논쟁이 한동안 있었다. 결국 blade implant와 골막하 임플란트는 쇠퇴하여 역사의 한 페이지를 장식하고 있을 뿐이고 이제는 osseointegration의 개념이 모든 임플란트의 기본을 이루고 있다. 1990년대 초반까지도 타이타늄 임플란트의 osseointegration과 관련된 수많은 논문들이 쏟아져 나왔고 이 논문들은 대부

분 타이타늄의 생체적합성과 osseointegration의 기본원리, 그리고 이식재료에 대한 생체조직의 반응을 이해하고자 하는 노력들이었다. 지금까지의 실험적 연구들이 osseointegration의 모든 과정을 완벽히 밝혀낸 것은 아니지만 많은 새로운 사실들이 드러남으로 해서 새로운 차원의 임플란트들이 개발될 수 있었다는 면에서 볼 때 선학들이 남겨 놓으신 귀중한 자료라고 할 수 있다. 특히 타이타늄의 제일 바깥층을 이루는 산화막은 주변 환경에 따라서 다양한 두께와 특성을 갖는데 결국 임플란트의 표면상태와 산화막의 특성에 의해서 생체조직의 다양한 protein과 enzyme의 selective bonding이 좌우될 수 있으며 이러한 현상을 인위적으로 적절히 조절할 수 있다면 골유착 현상의 정도와 속도를 개선시킬 수 있다는 사실은 우리에게 많은 것을 암시한다(그림 1-11). 임플란트의 계면과 인접 경조직, 연조직에 대한 조직학적, 분자생물학적 연구가 진행됨으로써 임플란트의 biologic aspect에는 많은 진척이 있었고 최근에는 컴퓨터와 정밀가공의 덕분으로 biomechanical aspect에서도 한층 발전된 임플란트 시스템이 등장하고 있다. 특히 컴퓨터와 전자현미경의 발명으로 인해 경험적으로 시행착오를 겪지 않으면서도 과학적인 근거를 확보할 수 있었기에 임플란트학이 단시간 내에 괄목할 만한 발전을 할 수 있었다고 할 수 있다.

임플란트 시술의 의의는 정상적인 구강기능의 회복을 위한 교합의 회복이며 이는 환자로 하여금 장기간의 정상적인 기능의 유지를 가능하게 해야 한다. 이 목적을 위하여 대한치과이식임플란트학회에서는 1988년 제2회 International Implant Symposium(서울)에서 제정된 임플란트헌장에 기초한 치과임플란트의 성공의 기준을 다음과 같이 제정하였다.

1. Abutment 부여시 임플란트 주위조직이 염증이 없는 건강한 색깔과 질감을 가져야 하며 환자에게 통증이나 어떠한 불쾌감도 없어야 한다.
2. Abutment 부여시 방사선 사진상 계면에서 50% 이상의 골과 긴밀히 접해 있어야 하며 주위골에 방사선 투과성이 없어야 한다.
3. Abutment 부여후 Periotest의 미세동요도 측정시 +2 이하여야 한다.
4. 구치부에 식립된 임플란트 위의 상부보철물을 장착 6개월 후 최대교합력이 30Kg 이상이어야 한다.
5. 상부구조물 장착 1년 후 임플란트 주위의 수직골 흡수는 0.3mm 이하여야 한다.
6. 5년 경과 후 성공률은 85% 이상이어야 하며 이중에서 10년 경과시 80% 이상이어야 한다.

골내임플란트의 시술은 환자의 골조직에 drilling을 하여 임플란트 식립을 위한 hole을 형성하고 임플란트 이식체를 고정하는 외과적 술식으로 시작한다. 이때 아무리 조심스럽게 골조직을 처리한다고 하여도 삭제한 골조직 주변은 일시적이나마 국소적인 염증성 반응과 함께 골흡수가 일어나는 것을 조직학적으로 확인할 수 있다. 이 부위에 신생혈관의 증식이 일어나면서 새로운 모세혈관이 결합조직의 재생에 필요한 성분들을 공급하게 된다. 한쪽에서는 부분적인 골흡수가 일어나는 동시에 BMP, PDGF, TGF 같은 growth factor들이 분비되면서 woven bone이 형성되기 시작한다. 시간이 지남에 따라 새로운 골들이 서로 융합되고 haversian system이 등장하면서 lamellar bone을 형성하게 되어 골흡수와 골형성이 동시에 일어나는 골 재형성(remodeling)이 이루어지게 된다. 이상과 같은 초기단계의 치유과정을 거친 후에 osseointegration이 얻어지는 것이며 적절한 osseointegration을 얻기 위해서는 임플란트 재료의 생체적합성, 외과적인 수술방법, 치유기간동안의 하중조건 등의 전제조건들이 필요한 것으로 알려져 있다. 인체에 이식되어 성공적인 osseointegration을 얻은 후에 하중을 가한지 1~16년 경과한 33개의 임플란트를 광학현미경으로 조사한 보고에 의하면 타이타늄 임플란트 계면 제일 가까이에는 non-mineralized amorphous층이 있고 이는 proteoglycan으로 이루어져 있는 것으로 추정하고 있다. 그리고 안쪽으로 collagen filaments를 볼 수 있으며 정상적인 골조직은 그 다음에 나타나는 것으로 보고하고 있다. 즉 mineralized bone이 임플란트 표면과 직접 접촉하는 것은 아니며 calcified amorphous substance인 proteoglycan층이 타이타늄과 접촉하는 구조를 갖고 있는 것으로 해석하였다. Osseointegration은 기본적으로 bone biology의 healing pattern을 따르는 것으로 알려져 있으며 remodeling과정 후에도 functional adaptation의 과정을 거친 후에야 비로소 stable한 상태에 도달한다고 할 수 있다. 지금도 다양한 종류의 새로운 임플란트 소재들이 계속 시도되고 타이타늄과 hydroxyapatite가 갖는 우수한 생체적합성을 유지하면서 강도와 경도, 가공성, 경제성 등을 고려한 새로운 재료들이 연구중에 있고 BMP를 비롯한 생체고분자와 유전자조작을 이용한 임플란트의 특수 표면처리 기술도 많이 진행중에 있다.

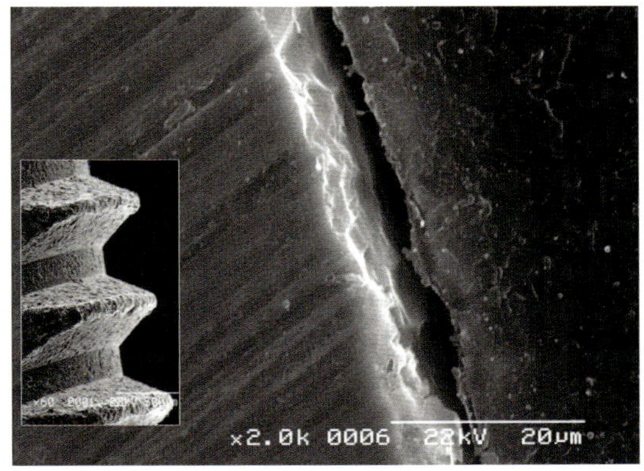

그림 1-12 임플란트계면

과학적인 근거가 부족하고 실험정신만 앞선 상태에서 시술되었던 고대의 치과임플란트들은 성공률도 높지 못하고 장기적으로 성공했다고 보기 어려운 경우가 많았는데 이는 치조골의 생리와 생체이식재료의 조직반응에 대해 충분한 이해가 부족했기 때문으로 보아야 할 것이다. 앞으로도 치과임플란트가 더욱 각광받는 치료법으로 자리잡기 위해서는 확실한 학문적, 이론적 근거를 계속 확보해 나가야 하고 치과대학에서부터 임플란트에 대한 체계적인 교육이 선행되어야 할 것이며 학문적 깊이를 더해가기 위해서는 장기적이고 지속적인 기초실험과 연구가 이루어져야 한다.

02

임플란트의 생역학

이양진

1. 서론 및 목적

치과보철학 용어집에 따르면 생역학(Biomechanics)이란 생체역학의 준말로 "생물의 구조, 특히 인체의 운동체계에 있어서의 역학적 법칙의 응용" 이며 "생체에 대한 공학설계 원칙의 적용" 이라고 되어 있다.

임플란트는 뼈와 결합(유착, 융합 osseointegration)된 고정체(fixture), 고정체와 나사로 연결된 지대주(abutment), 지대주 상부에 시멘트 또는 나사로 연결된 상부구조(superstructure)로 이루어져 있으며 지속적으로 구강 내 수분환경하에서 저작압을 받는다.

임플란트 보철은 자연치 보철과 비교시 다음과 같은 측면에서 불리하다.

1. 임플란트는 인대로 연결된 자연치에 비해 충격 흡수에서 불리하다.
2. 임플란트 고정체의 직경은 자연치 치근의 직경보다 작아 불리하다.
3. 임플란트는 대개 여러 개의 부품이 나사로 연결되어 있는 구조이므로 내구성에서 불리하다.
4. 임플란트는 흡수된 치조골에 길이에 제한을 받으며 경사진 각도로 식립되므로 심미적, 기능적인 면에서 불리하다.
5. 임플란트는 대합치가 정출된 경우가 많아 교합 공간 확보와 교합구성에 있어 불리하다.
6. 임플란트는 광범위한 무치악 수복의 경우 별다른 참고점(reference point) 없이 단시간에 고경을 회복한 상태에서 그 악간관계가 안정적으로 유지되어야 하므로 불리하다.

따라서 생역학 연구의 목적은 근신경계의 영향을 받는 임플란트가 어떤 설계를 통하여 부품의 훼손이나 기능 상실 없이 뼈와의 결합을 유지하며 저작 기능을 유지할 수 있게 하는가 에 있다. 성공적인 설계의 의미에는 임플란트 고정체 자체의 디자인을 포함하여 부품의 연결형태, 각 구조를 이루는 부품의 재질이나 형태, 어느 위치에 어느 각도로 몇 개가 식립되었는가, 각 골질에서의 반응은 어떤가, 어떤 수복물 디자인에서 합병증이 적었나, 성공과 실패의 원인은 무엇인가에 대한 복합적인 고려가 모두 포함되어야 한다.

이에 필자는 다양한 원인을 가지는 임플란트 생역학적 실패의 합병증을 골유착(융합)의 시간 경과 후 실패(late failure)와 파절(fracture) 두 가지로 단순화 시켜 증례로 분석, 요약하려 한다.

2. 골유착(융합)의 실패(failure of osseointegration)를 유발한다고 여겨지는 생역학 관련 고려점

골유착(융합)의 실패는 조기 실패(early failure)와 시간 경과 후 실패(late failure)로 나눌 수 있으나 생역학적 측면에서 주로 시간 경과 후 실패(late failure)를 다루기로 한다. 파절(fracture)에는 고정체 파절, 지대주 파절, 상부구조 파절, 나사의 파절이 있으며 이를 모두 다루기로 한다.

1) 조기 실패(early failure)

생역학과 관련된 조기 실패의 대표적인 경우는 즉시하중(immediate loading)이다. 경과 후 실패와 마찬가지로 가장 중요한 점은 1차 안정성(primary stability)의 획득이다. 다음의 조건이 일반적으로 추천되는 즉시하중의 조건이다[1-4].

1. 스크류 형태의 표면 처리 임플란트
2. 10mm 이상의 길이 추천 : 많은 연구에서 일반적으로 추천
3. 좋은 골질과 높은 1차 안정성(높은 식립 토크)
4. 미세동요 100㎛ 내외(50-150㎛) 한계 내의 하중[5-6] : 비기능 부하(non-functional loading)와 점진적 부하(progressive loading)는 논란 중
5. 2개 이상일 경우 연결고정
6. 치유기간 중의 상부보철물 제거 금지

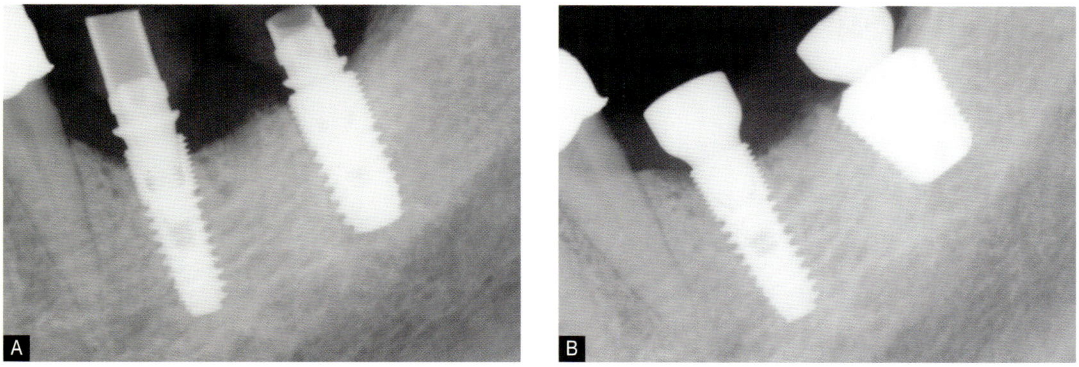

그림 2-1 **A.** #36, 37의 즉시하중 8주만에 37의 동요가 관찰되었다. 37의 초기 ISQ는 59였다. **B.** 간격이 충분하므로 제거 후 같은 위치에 넓은 직경의 임플란트를 즉시 교체 식립하였다. 2개월 후 성공적으로 수복하였다.

2) 시간 경과 후 실패(late failure)

생물학적 원인인 임플란트 주위염(peri-implantitis)의 경우는 생역학적 설명에서 제외한다.

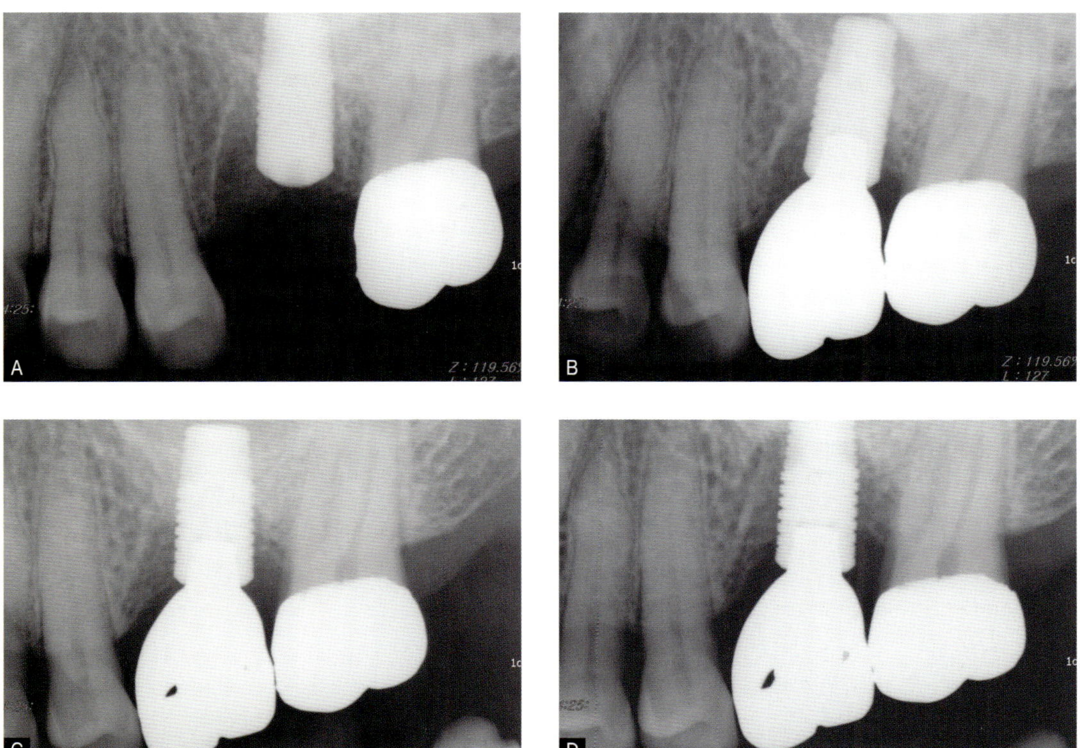

그림 2-2 **A.** 2006년 9월. #26 발치창에 임플란트 지연식립 **B.** 2007년 3월. 아직 주변골 밀도가 낮으며 식립시와 비교할 때 상부 골 접촉이 의심되고 원심측의 흡수가 보인다. **C.** 2008년 2월. 원심측 골소실 진행이 관찰된다. **D.** 2009년 11월. 확연한 골소실이 보이며 동요도 및 통증을 호소하였다. 골유착(융합) 실패

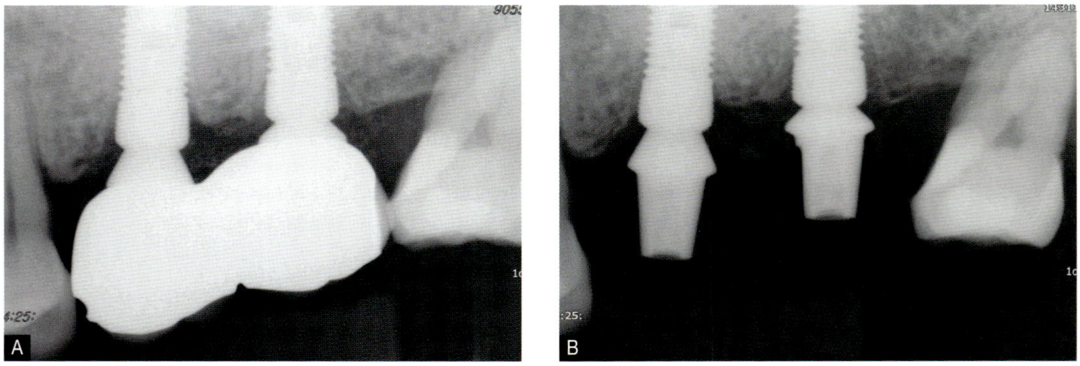

그림 2-3 **A.** 2008년 6월. 치조정에 약간의 saucerization양상이 관찰된다. **B.** 2010년 11월. 원심 임플란트 1개에서만 주위 방사선 투과상이 하방으로 연장되었다. 동요도를 보여 골유착(융합) 실패

(1) 짧은 길이 임플란트(short implant)[7]

논쟁 중이다. 무조건 실패율이 높다고는 할 수 없다. 임플란트 길이가 치조골 응력과 관계 없다는 결과가 많이 보고되고 있다. 그러나 초기 골소실이 조금만 커도 역학적으로 크게 불리해지므로 단단한 골질에서 숙련된 술자가 시술해야 한다. 또 구치부에서는 넓은 임플란트직경으로 보상하는 것이 좋다.

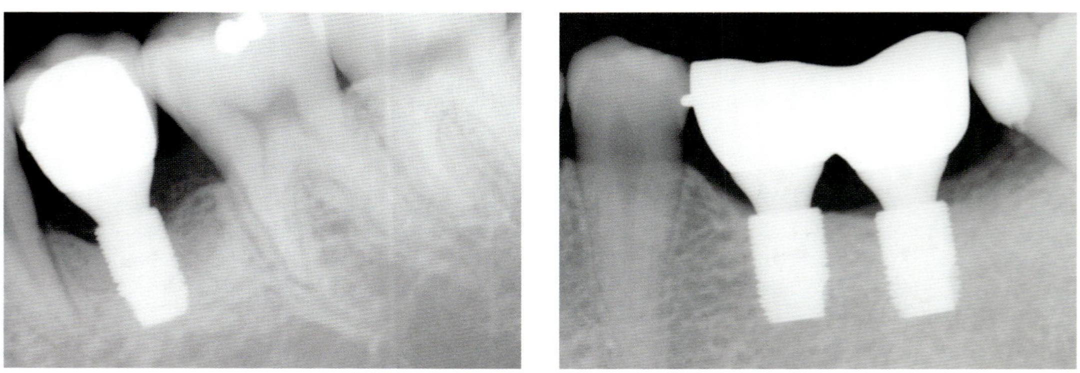

그림 2-4 각각 7mm의 임플란트로 약 4.5년 동안 주변골의 소실 없이 정상 기능하고 있다.

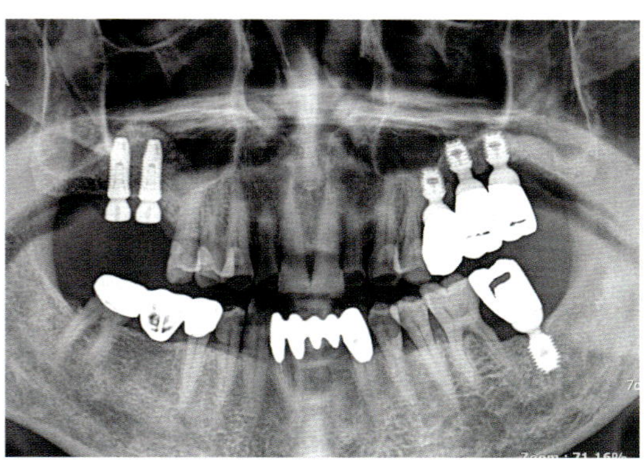

그림 2-5 개인 병원에서 수복한 증례로 경우에 따라 짧은 임플란트가 제한된 공간에서 훌륭히 기능하고 있는 경우를 볼 수 있다.

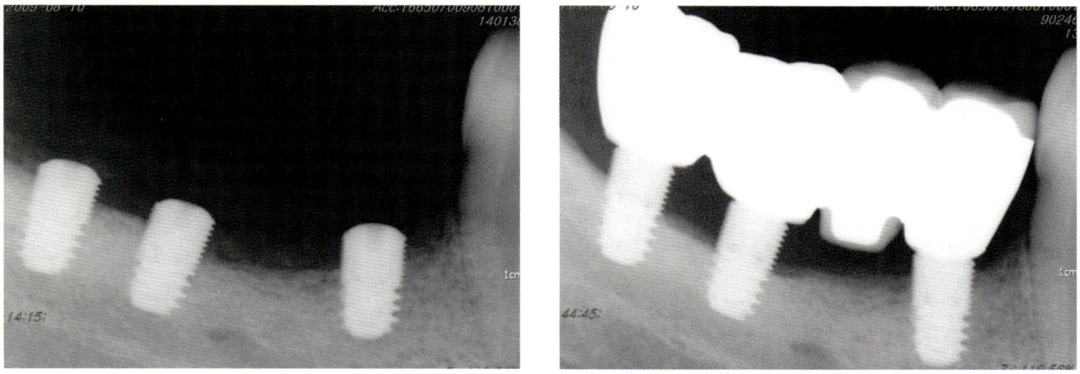

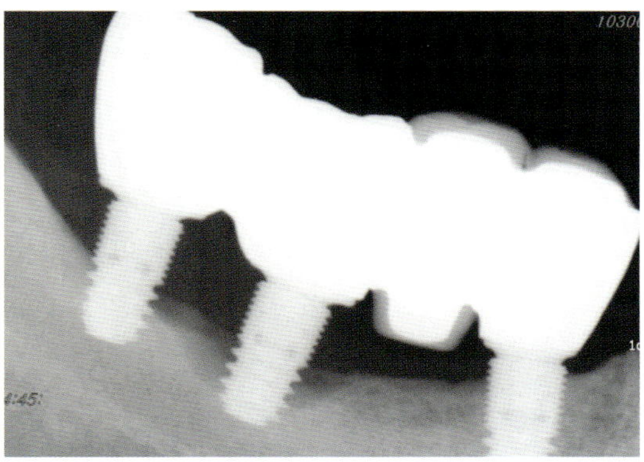

그림 2-6 반면 문제가 생길 경우 실패는 순간적으로 일어난다. 구치부에서 약 2년에 걸쳐 급격히 골소실이 일어나 실패한 짧은 임플란트

(2) 미니 임플란트(mini implant)

대개 직경 3.0mm 이하의 임플란트를 얘기한다. 초기골흡수와 관련 있는 것으로 알려진 microgap이 없는 one-body 형태지만 시스템에 따라 초기 골흡수가 매우 큰 경우도 보고되고 있다[8,9]. 장기간 관찰보고는 매우 드물지만 구치부 수복용은 아니다. Shatkin 등[10]은 지름 1.8~2.4mm의 미니 임플란트 2514개를 531명의 환자에서 평균 2.9년 동안 관찰한 결과 총 생존률은 94.2%였다고 하였다. 실패는 가철성 보철과 상악구치부에서 많았으며 learning curve가 있었다고 하였다. 이들은 전악에 걸쳐 고정성과 가철성 보철에 미니 임플란트를 적용하였지만 상악 구치부는 하악 전치부의 3.37배나 실패확률이 높았다. 가철성에 사용한 미니 임플란트 생존률(89.9%)은 고정성에 사용한 미니 임플란트(98.3%)에 비해 생존률이 낮았다. 저자들은 임플란트의 안정성을 불편감 없음과 동요도 없음 등으로 단순하게 측정하였으며 골흡수량 등의 정보도 제공하지 않았다.

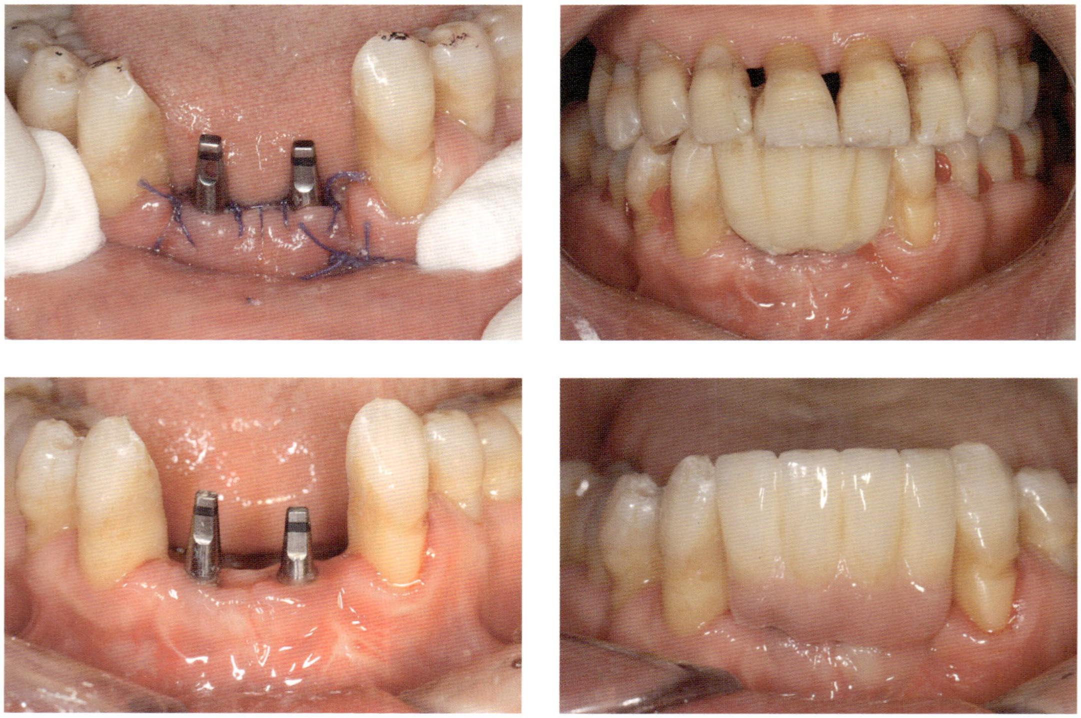

그림 2-7 미니 임플란트 식립 후 수술 당일 미리 제작한 임시의치를 이장하여 즉시하중을 가하였다. 약 3개월 후 최종 수복물을 완성하였다.

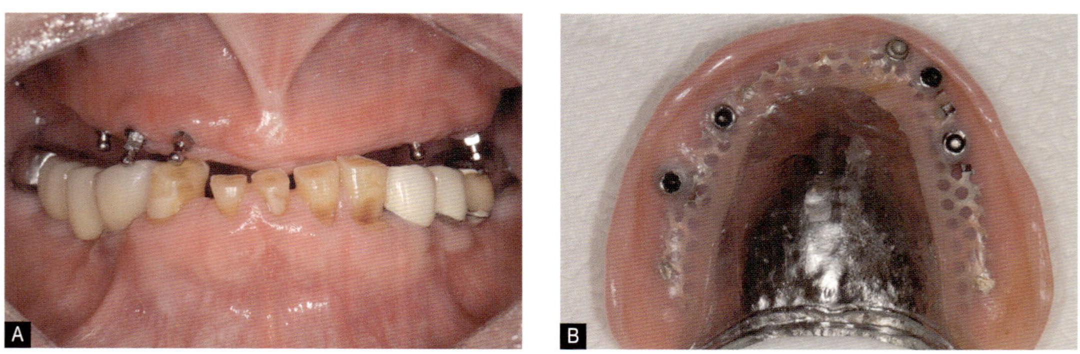

그림 2-8(A,B) **A.** #25 위치의 임플란트 동요도로 개인 병원에서 의뢰된 환자. 상악 피개의치를 유지하는 미니 임플란트가 다수 식립된 상태. 상악의 경우 해부학적 치조골의 흡수 형태로 인해 대개 바깥으로 벌어지는 양상의 식립을 피할 수 없게 된다. **B.** O-ring으로 여유공간을 확보하여 다행히 탈착에는 문제가 없었다. 그러나 삽입로가 달라 유지력은 급속히 떨어지게 된다. 교합조정이 충분하지 않은 경우나 시간 경과 후 교합이 바뀌어 수평력이 가해지는 경우 미니 임플란트가 이 수평력에 얼마나 견딜지 예측할 수 없다.

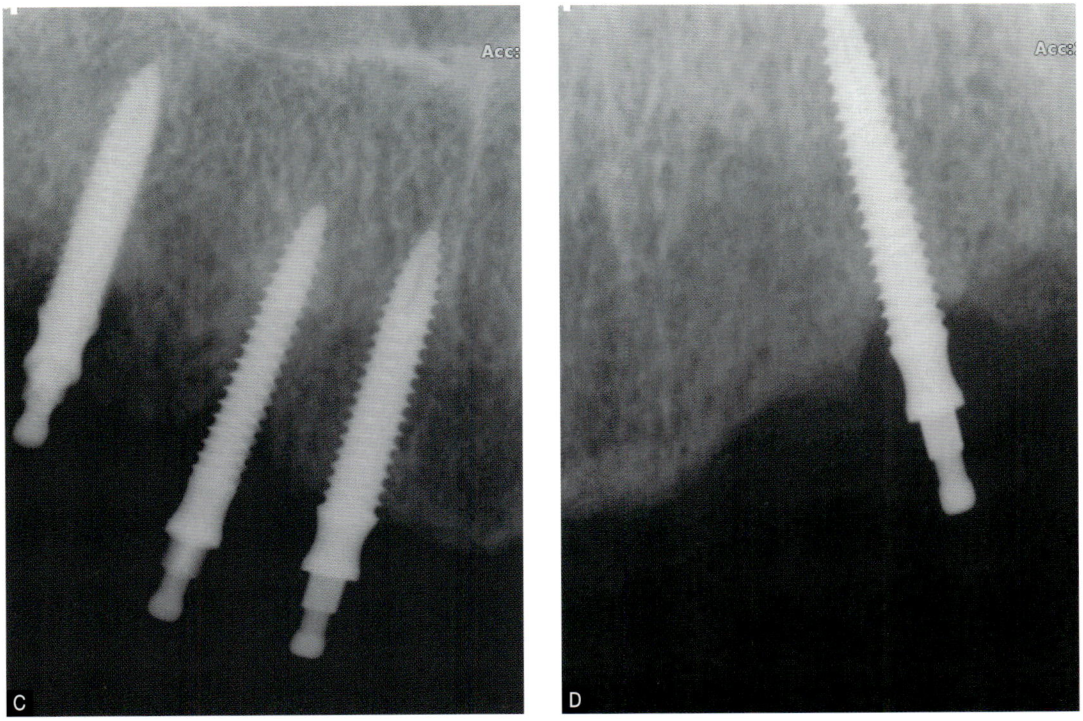

그림 2-8(C,D) **C, D** Periapical x-ray에서 이미 상당량의 치조골 흡수 양상을 보인다. #25는 골유착(융합) 실패로 제거

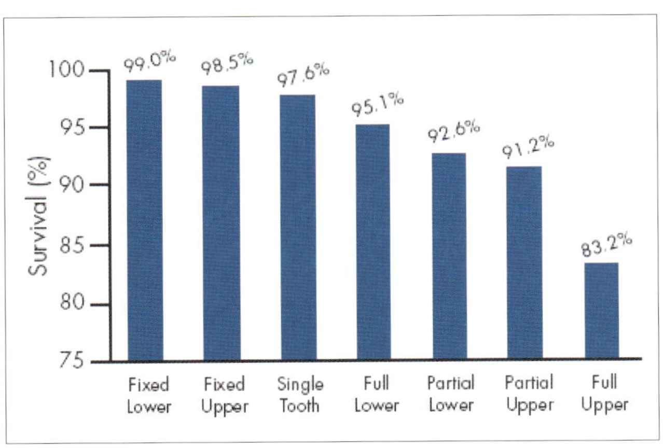

그림 2-9 미니 임플란트의 식립 부위별 생존률

Compend Contin Educ Dent. 2007;28(2):92-9.에서 발췌

(3) 넓은 직경의 임플란트(wide implant)[11]

대개 직경 5.0mm 이상의 임플란트를 얘기한다. 넓은 직경의 hole을 확보하기 위한 여러 번의 드릴링에 의한 손상, 식립 후 주변골량의 불충분에 의한 나사산 노출이나 초기 골흡수 증가 등으로 생각 외로 높은 실패율의 보고를 보인다. 넓은 직경에서 비롯된 표면적에 의한 생역학적 장점은 충분하다.

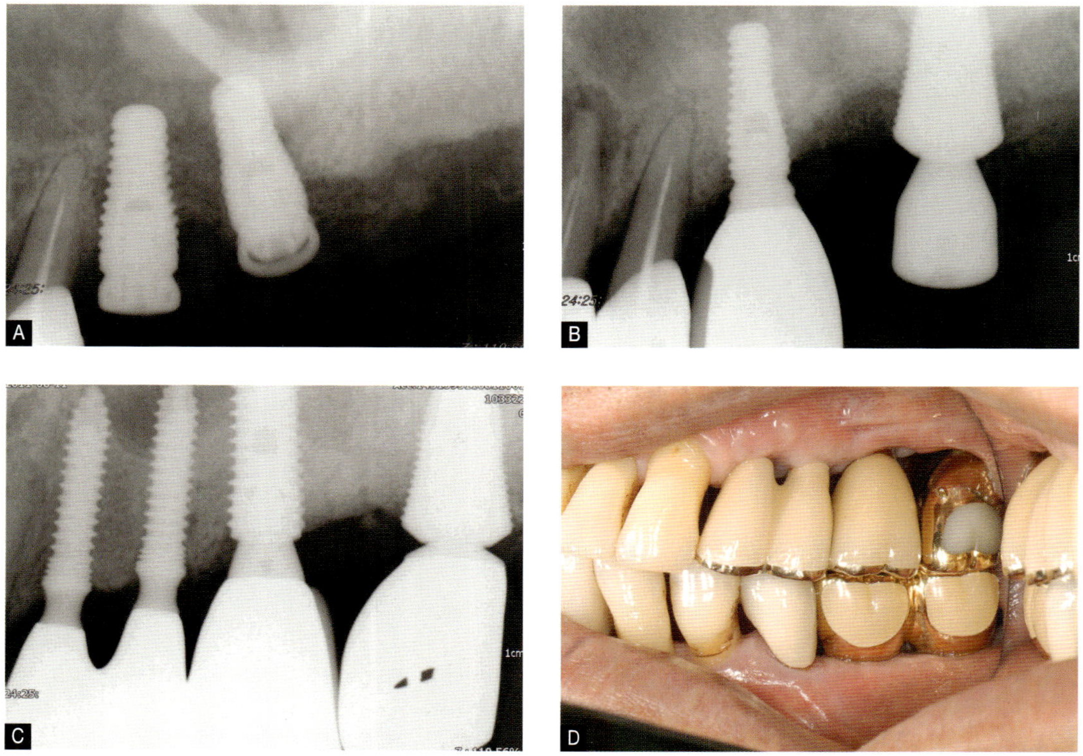

그림 2-10 A. 2006년 11월 #26,27 식립 B. 2008년 2월 #27의 조기 실패로 원심으로 이동하여 넓은 직경의 임플란트 식립 C. 2010년 9월의 경과 사진. 26 임플란트도 점진적인 saucerization으로 교환하였다. 소구치 부위의 미니 임플란트, #26의 표준 임플란트, #27의 넓은 직경의 임플란트가 각각 기능하고 있다. D. 2012년 12월 #27의 치관 동요도를 환자가 방치하다 지대주 파절과 나사파절이 동시에 일어났으나 고정체의 문제는 없었다. 부품을 교환하고 교합조정 후 재장착하였다.

(4) 치관/임플란트 비율(crown/implant ratio)[12-14]

기계적인 문제점이 발생할 가능성이 높아지는 것 외에 치관/임플란트 비율(C/I ratio) 증가 자체는 성공률이나 골 흡수율과 관련 없다고 알려져 있다. 구치에서 단일치 치관/임플란트 비율은 2~3 사이라도 성공적이라고 보고되고 있다.

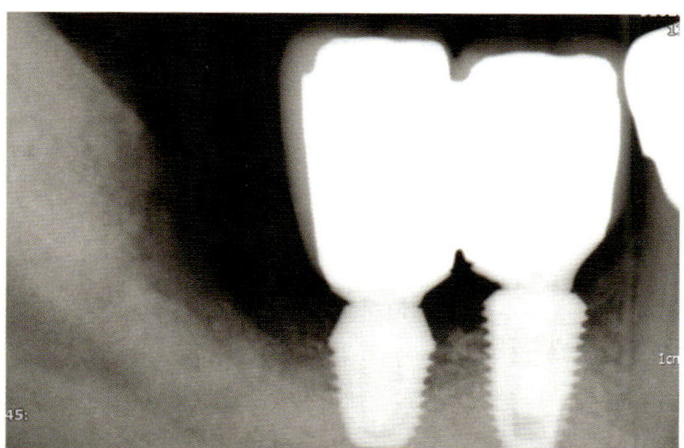

그림 2-11 매우 제한된 수직 공간을 가진 하악 구치부에서 치주염으로 발치한 경우 종종 짧은 임플란트가 필요하다. C/I ratio는 생각보다 주변골 흡수에 대한 영향이 크지 않다고 보여진다.

(5) 식립 각도(tilting)

뼈는 압축력에 가장 강하고 전단력에 가장 약하다. 따라서 임플란트는 저작력을 수직으로 받는 것이 응력 전달에 가장 유리하다. 그럼에도 불구하고 5년간의 임상연구에서 30도 이하로 경사진 부분무치악 수복(2개 또는 3개 연결 고정)의 임플란트 주위골 흡수량은 경사지지 않은 임플란트와 비교했을 때 유의성이 없었다. Fixed-hybrid denture의 경우 Capelli 등[15]은 상악에 6개, 하악에 4개의 임플란트를 식립, 즉시 기능하여 각각 97.59%와 100%의 생존을 보고하였으며 Malo 등[16,17]의 보고와 마찬가지로 경사식립한 임플란트의 골흡수량은 똑바로 식립된 임플란트와 차이가 없다고 하였다. 연결된 상태의 경사 식립 임플란트는 예후에 영향을 미치지 않았다.

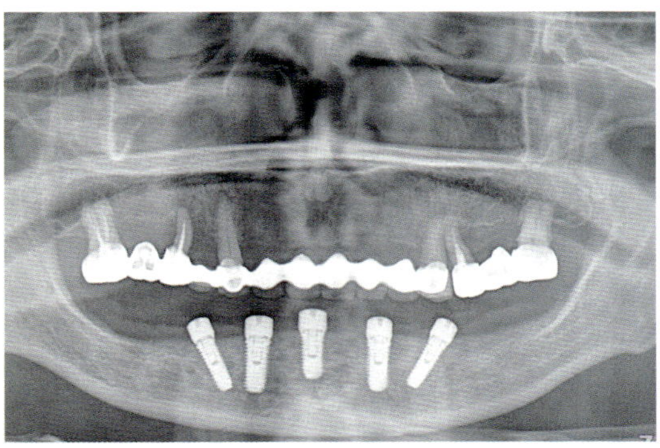

그림 2-12 의도적으로 최후방 구치를 경사지게 식립하여 외팔보의 길이를 줄이려는 시도를 하였다. 유한요소분석(FEM)에서는 경사지게 식립된 최후방 임플란트에 높은 응력이 나타나지만 연결고정된 fixed-hybrid denture에서 실제 주변골 흡수는 거의 없다고 보고되는 것 같다.

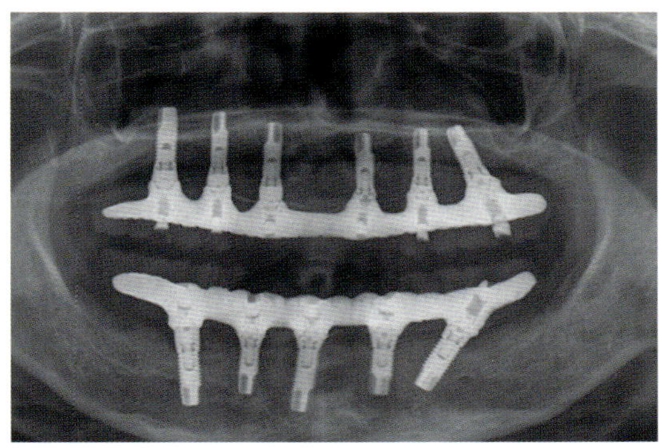

그림 2-13 상악의 경우도 필요에 따라 경사지게 식립할 수 있다. 어떤 경우는 상악동의 부가수술(sinus lift)을 피하는 방법으로 이런 방법을 이용하기도 한다.

(6) 분포와 개수

구강 내에서 전악 무치악 수복에 가까워질수록 임플란트의 위치와 개수가 실패에 더 큰 영향을 끼친다. 분포는 퍼질수록 안정적이며 지렛선(fulcrum line)이 줄어든다. 그러나 위의 (5)항에서 설명한 것처럼 상악동과 하치조신경 같은 해부학적 제약으로 종종 최후방 임플란트를 기울여 식립하기도 한다.

완전 무치악 수복에 필요한 최소 임플란트 개수에 대한 일치된 의견은 없다. 가능한 많이 식립하는 것이 좋지만 많은 개수가 성공을 보장하는 것도 아니다. 심미성만을 따져 보아도 연속된 임플란트의 치간 유두의 재현은 매우 어렵고 시스템마다 차이는 있지만 임플란트 사이 간격이 충분하지 않을 경우 불필요한 골소실이 오기도 한다. 환자의 골량과 골질, 대합치의 상태 및 저작력에 따라 다르겠지만 완전 무치악 fixed hybrid denture의 경우 상악은 6개 이상, 하악은 4개 이상이다. Full fixed bridge의 경우 상악은 6~7개 이상, 하악은 6개 이상이 필요하다[18].

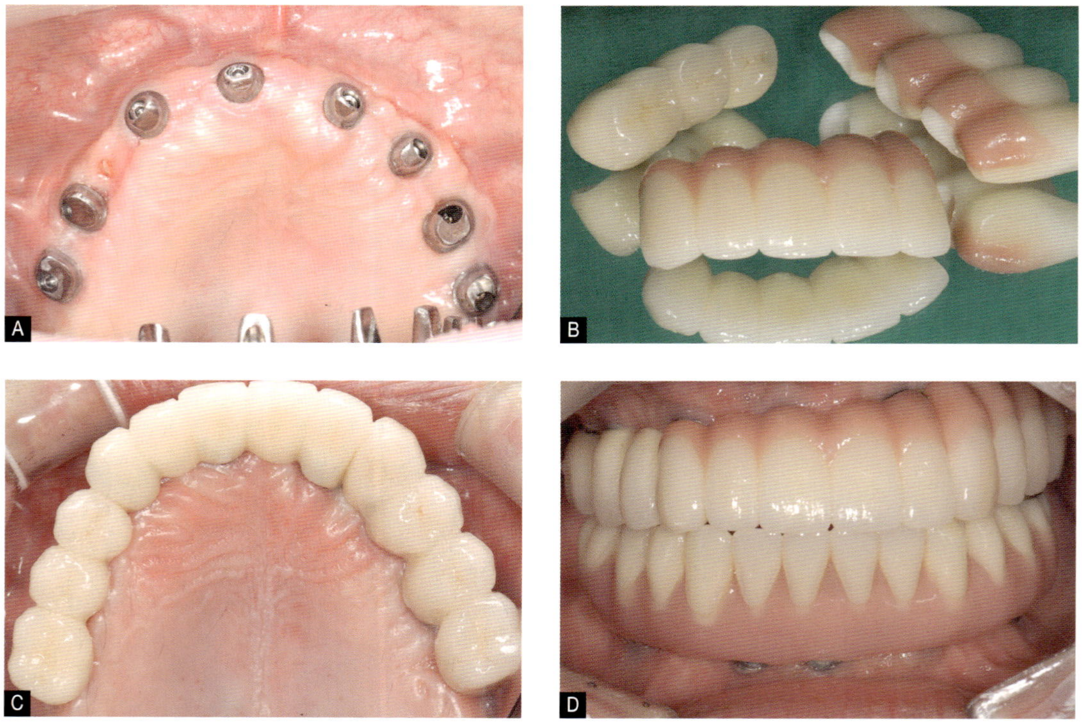

그림 2-14 A. 구치까지 균일하게 넓게 분포하여 식립하면 저작력의 분산에는 도움이 되겠지만 막상 고정성 보철로 수복 시 one-piece로 수복하려면 전치부와 다른 구치부의 path로 문제가 생기고, 제작과 수리가 쉽게 piece를 나누면 외팔보가 발생하게 된다. 식립 위치를 고민해 보는 계기가 되었다. B. Path는 맞췄지만 제작과 수리가 쉽게 piece를 나누기로 하였다. C. 각각 좌우 견치와 제 1소구치가 외팔보가 되고 말았다. D. 완성된 수복물

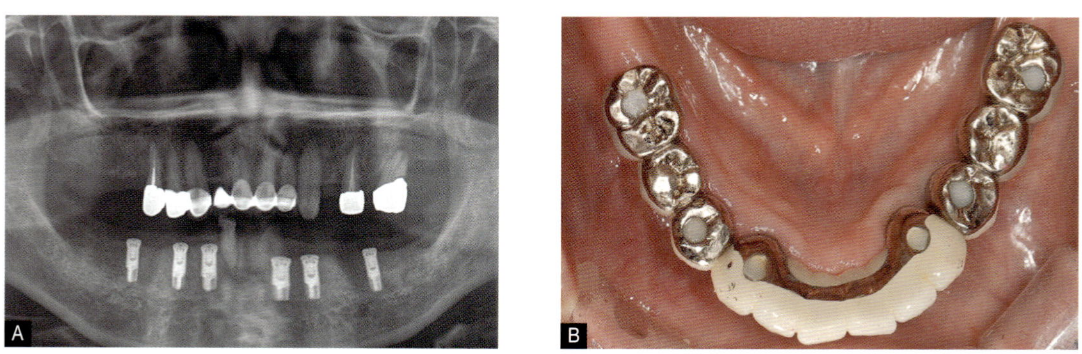

그림 2-15 A. 하악의 경우 6개만 식립하여 고정성 보철로 수복하기로 하였다. B. 3-unit bridge 3개로 수복하고 5년째 문제 없이 기능하고 있다(courtesy of Dr.차민상).

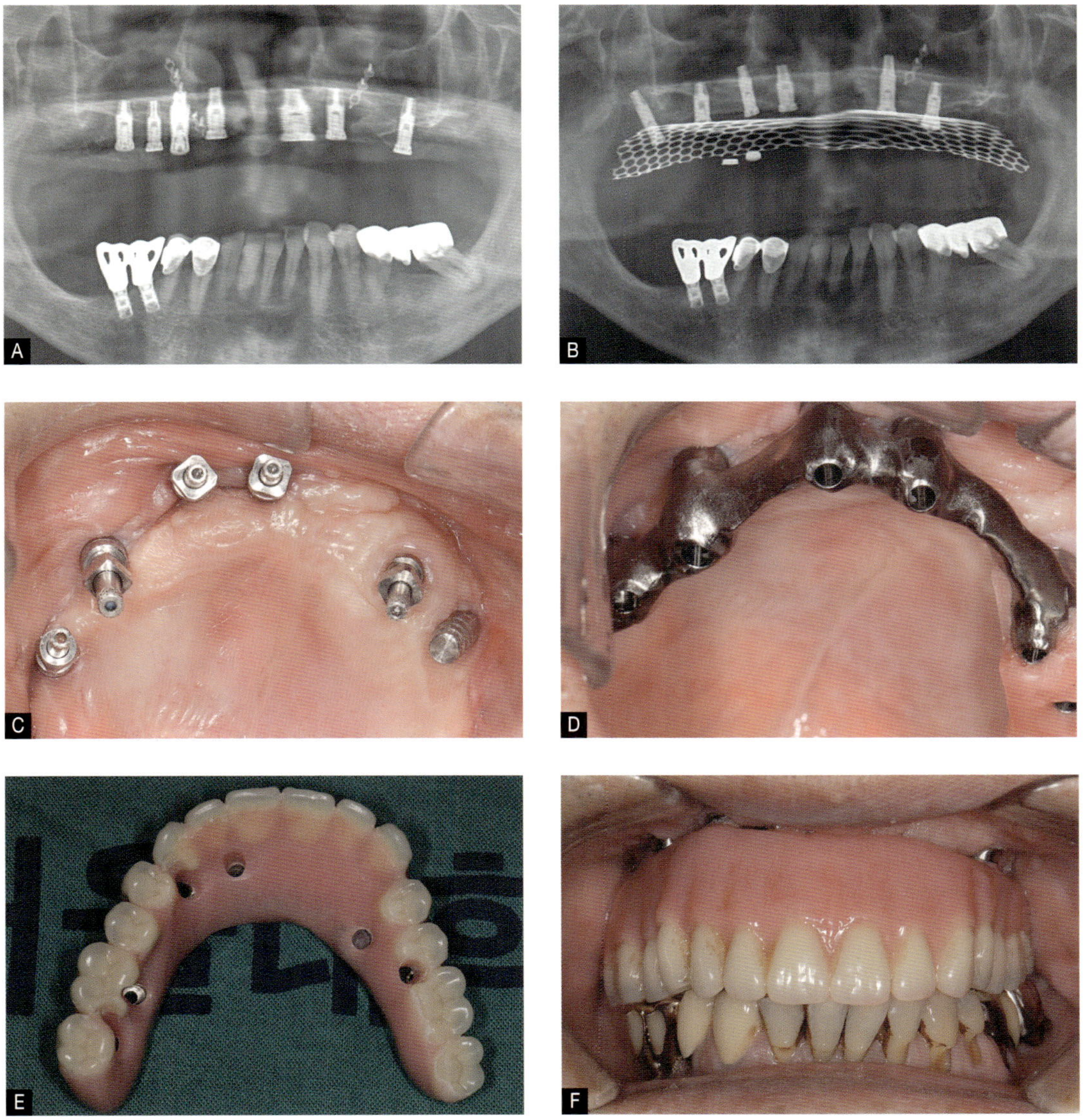

그림 2-16 **A.** 흡수가 심한 상악의 경우. 7개를 식립하였다. **B.** 번갈아 골유착(융합) 실패를 하고 파절까지 동반되어 이 6개의 성공이 확인되기까지 2년의 시간이 필요하였다. **C.** 골질이 양호한 부위에 식립하려다 보니 식립 위치 및 각도는 처음 계획과 많이 달라질 수밖에 없었다. **D.** 타이타늄 금속구조물 **E.** 좌측 구치부에 긴 외팔보가 생길 수밖에 없었다. **F.** 4년째 경과 관찰 중. 수복물 flange의 수직적 길이로 흡수량을 추정할 수 있다.

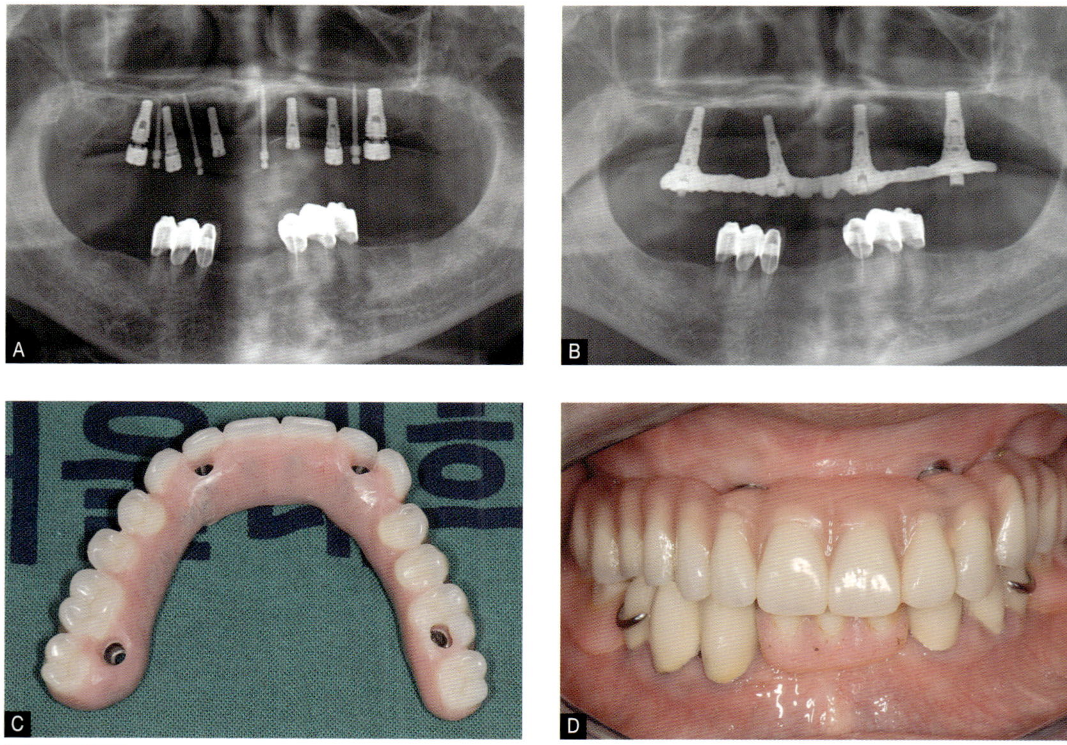

그림 2-17 **A.** 상악에 6개를 식립하고 보조 pin을 이용하여 즉시하중을 계획하였다. 그러나 결국은 보조 임플란트가 차례로 탈락하고 중간의 임플란트 2개마저 골유착(융합)에 실패하였다. 특히 상악의 경우 불량한 골질과 긴 치유기간 동안의 골흡수로 인해 실패율이 높으므로 최종수복시에는 처음 계획한 위치에 임플란트가 없을 확률이 크다. 이 경우 어쩔 수 없이 피개의치로 전환해야 하는 경우도 생기므로 환자의 신뢰를 잃게 된다. **B.** 결국 4개의 임플란트로 fixed-hybrid denture를 완성하였다. **C.** 다행히 악궁 내 분포가 좋다. **D.** 4년째 관찰 중이다. 별다른 특이사항은 없었다.

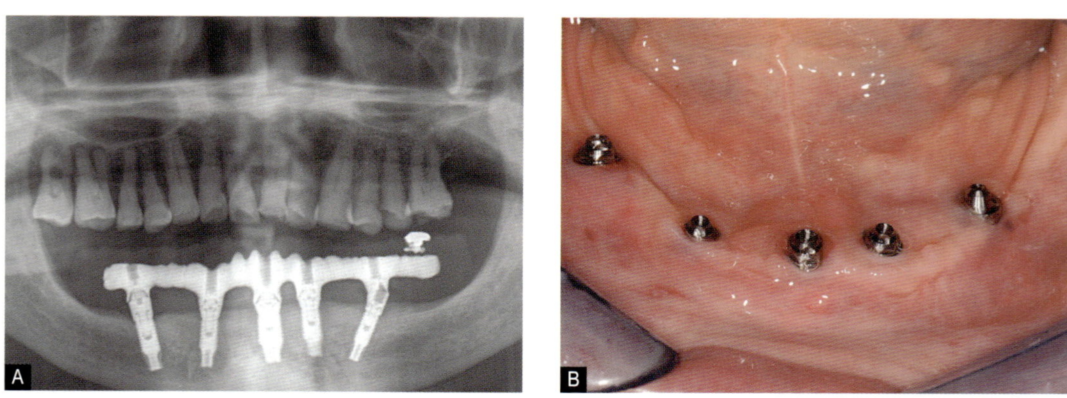

그림 2-18(A,B) **A.** 하악의 경우 fixed-hybrid denture를 위한 공간은 이공 내에 5개를 기본으로 하고 있다. 6개의 공간은 너무 촘촘할 뿐 아니라 역학적으로도 도움이 되지 않는다고 생각한다. 최후방 구치는 후방으로 경사지게 식립하기도 한다. **B.** 최후방 임플란트는 angled abutment를 사용하는데 1-2개 회사의 제품만이 나사연결식으로 가능하다. (계속)

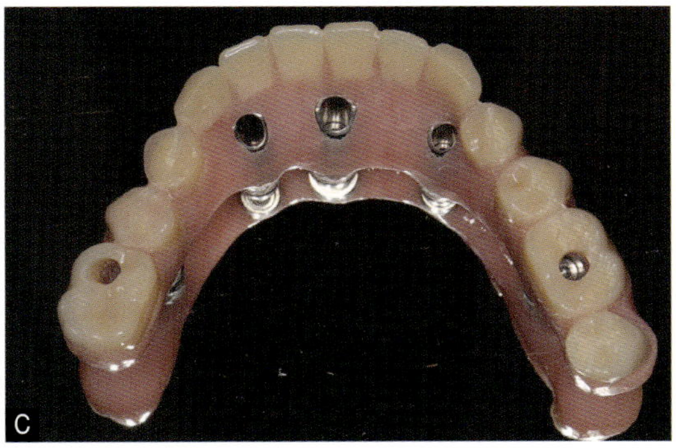
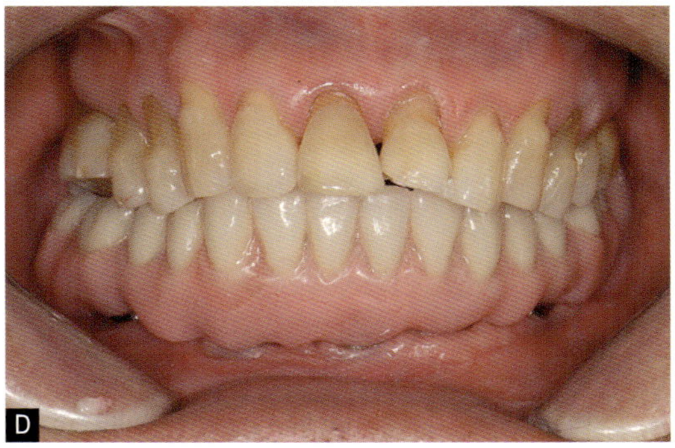

그림 2-18(C,D) C. 경사지게 식립하여 후방 외팔보의 길이를 약간 줄일 수 있다. D. 완성된 수복물. 역시 4년째 관찰 중 특이사항은 없었다.

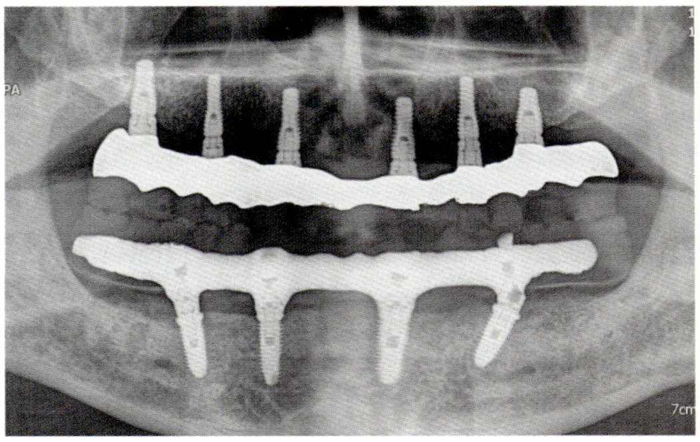

그림 2-19 간혹 하악에 4개를 사용하는 경우도 있다.

(7) 외팔보(cantilever)

자연치에서의 외팔보는 매우 치명적이다. 그러나 임플란트에서는 자연치에서와는 달리 성공적인 결과를 보인다[19-20]. 고정성 보철에서 치아 한 개 정도의 외팔보의 존재나 길이는 주변골 흡수나 성공률에 큰 영향을 미치지 않았다. 그럼에도 되도록 외팔보는 짧게 설계하여야 한다. Fixed-hybrid denture로 전악 수복을 할 경우 보통 하악에서는 15~20mm, 골질이 무른 상악에서는 10mm가 제안되어 왔으나 Shackleton 등[21]은 하악에서 15mm를 넘긴 경우 실패율이 높아졌다고 보고하였다. Fixed-hybrid denture의 외팔보의 존재는 전장재 파절, 나사풀림, 유지력 감소 등의 기계적 합병증의 발생을 증가시킬 수 있다. 그러나 고정성 보철에서와 같이 최후방 임플란트 식립체 주변 골수준 변화에는 유의한 영향이 없다고 여겨진다.

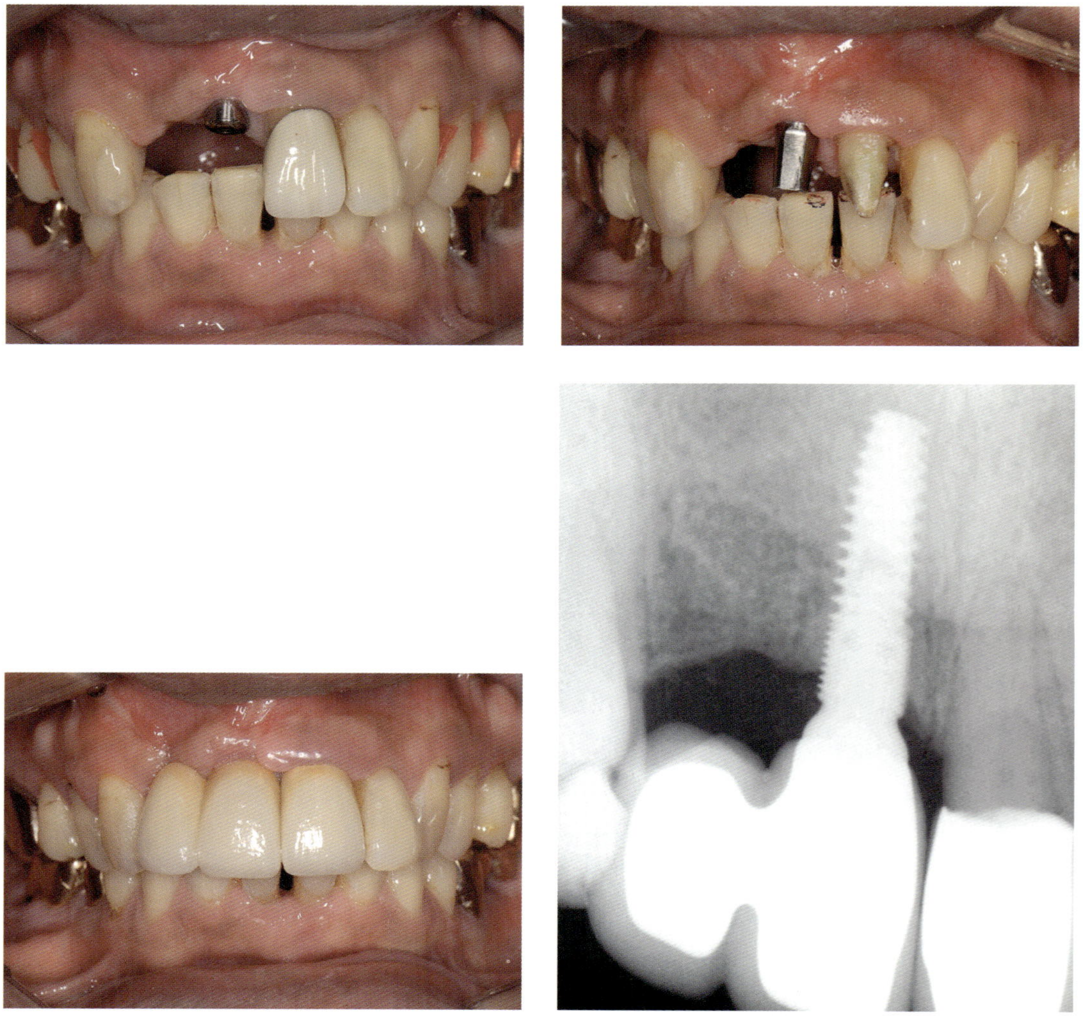

그림 2-20 측절치 부위의 골질 불량으로 1개 식립을 계획하였다. 2년 6개월째 관찰 중

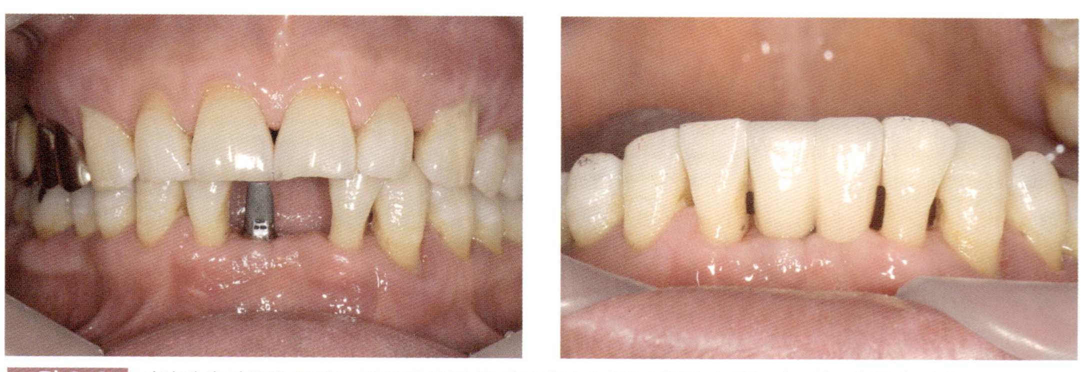

그림 2-21 하악에서 한쪽의 골질이 좋지 않은 경우 무리해서 2개를 식립하지 않는다. 기능에 문제 없이 #41-x 2-unit bridge가 완성되었다. 2년 경과

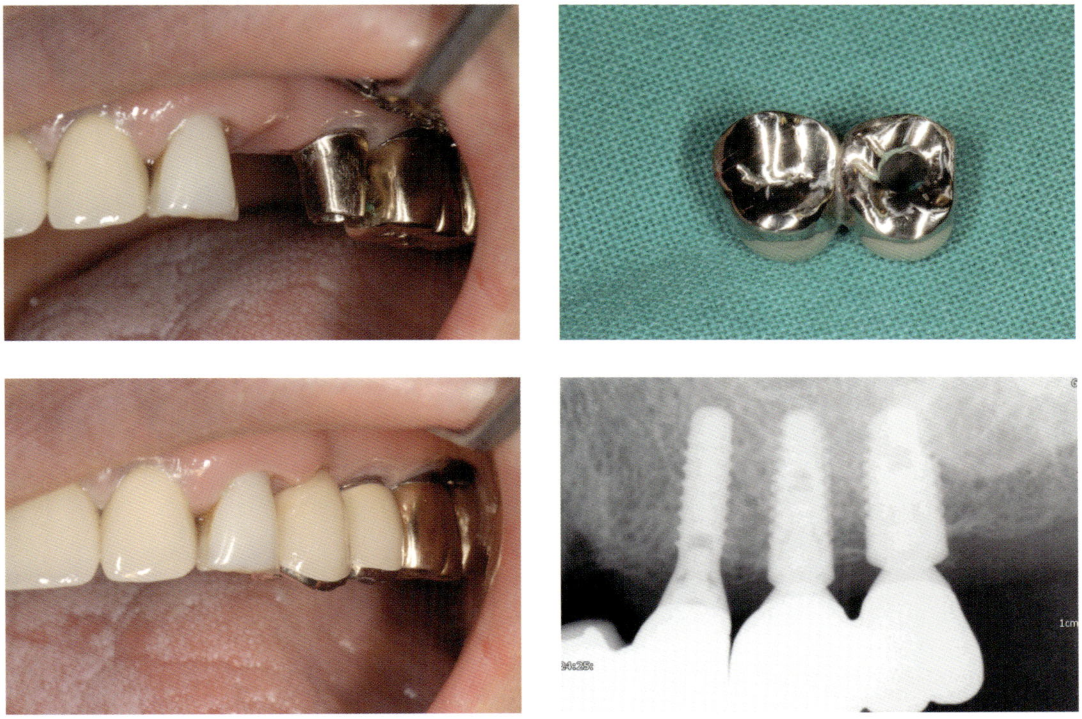

그림 2-22 #25의 임플란트 사용 중 24의 발치가 시행되었다. #25의 치관을 제거하고 X-25 2-unit bridge로 전환하여 관찰 중이다. 1년째 주변골 흡수 및 나사풀림 없었으나 소구치 부위라 조심스럽게 교합조정을 시행하고 있다.

(8) 3-unit bridge[22,23]

문헌이 많지는 않지만 식립 위치의 불량한 골질, 제한된 공간 등을 이유로 가공치(pontic)를 포함한 3-unit bridge로 수복한 경우 3개를 식립하여 수복한 3-unit 보철과 비교할 때 성공률이 떨어지지 않는다.

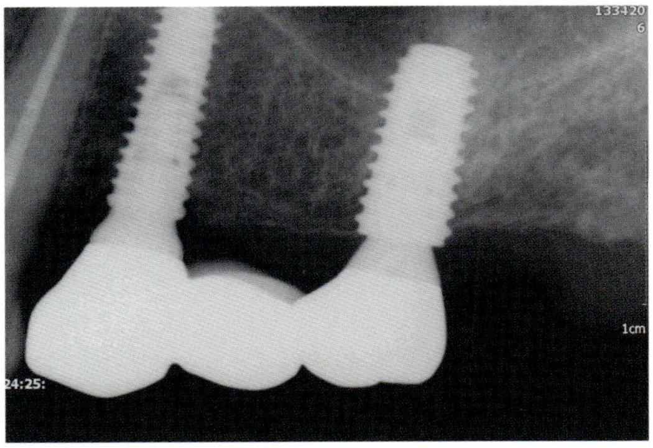

그림 2-23 상하악 관계 없이 3-unit bridge의 반응은 매우 좋은 편이다. 최근 일상적으로 구치부에서 활용하고 있다.

(9) 자연치 연결(natural teeth connection)

저작력이 가해졌을 때 임플란트는 자연치만큼은 아니어도 제한적이나마 부품의 재질과 연결 상태에 따른 변위와 골질, 골탄성(viscoelasticity of bone)에 의해 수직적으로 또는 수평적으로 움직일 수 있다. 따라서 자연치와의 연결이 엄격한 적응증 하에서 가능하나 장기간의 보고는 매우 드물다.

5년 후, 10년 후의 예측 수명을 조사한 메타분석(meta analysis)에서 임플란트 지지 보철물과 임플란트-치아 지지 보철물의 생존률은 각각 95.2%, 95.5%였다[24]. 반면 10년의 경우에는 그 수치가 각각 86.7%와 77.8%로 낮아졌다. 5년 이후 10년째 자연치 연결 임플란트 수복의 생존률이 크게 떨어지는 이유가 임플란트에 있느냐 자연치에 있느냐는 뚜렷하지 않았다. 자연치 연결에서 자연치는 몇 가지 이유로 종종 압하현상(intrusion)을 보인다.

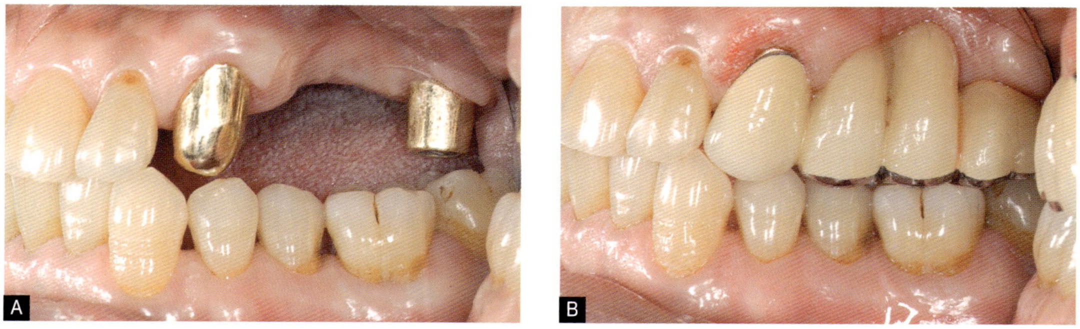

그림 2-24 **A.** Oro-antral fistula로 추가 임플란트 식립이 불가능했던 경우. 처음에는 23을 내관으로 감싼 후 27 임플란트와 Konus denture 로 수복하여 관찰하였다. **B.** 그러나 별다른 문제가 발생하지 않아 환자가 의치를 분실한 것을 계기로 고정성 보철로 전환하였다. 이중관으로 인한 23의 치은염증이 약간 관찰될 뿐 3년째 임플란트 주변골 흡수는 없다.

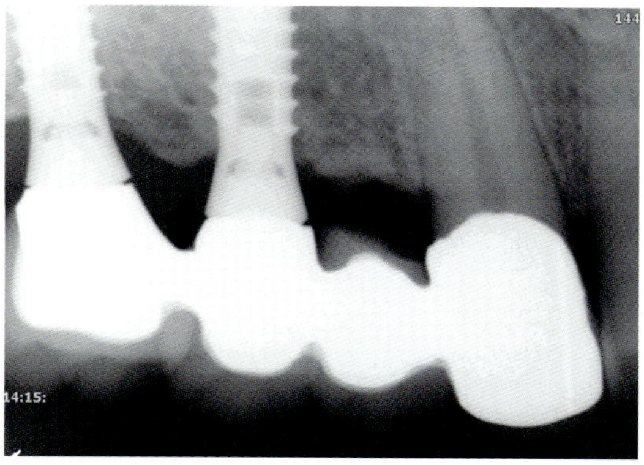

그림 2-25 개인병원에서 수복. 시행할 필요가 없는 자연치 연결을 한 경우. 치아 한 개 정도의 외팔보는 임플란트가 충분히 감당할 수 있기 때문이다. 이 환자의 경우 불필요하게 견치와 연결하여 견치의 움직임에 의해 임플란트 나사가 풀리게 되었다.

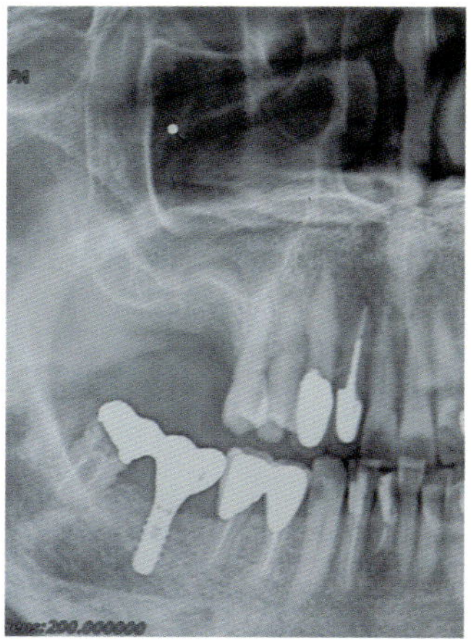

그림 2-26 시행해서는 안 되는 인접치-임플란트 연결 수복 경우. 자연치 연결은 반드시 치아 한 개 정도를 사이에 두고 연결해야 치아와 임플란트간 움직임 차이가 보상된다. 인접치와 연결하면 어느 한쪽에 거의 100% 문제가 생기게 된다.

(10) 교합

보통 저위교합이 일반적인 수복 방법으로 여겨지고 있지만 근거는 뚜렷하지 않다. 많은 학자들이 동물실험에서 과부하(overload)에 의한 골흡수를 보고하기도 했지만, 다른 많은 논문에서는 과부하 자체만으로 골흡수가 일어난다는 사실을 부정하고 있다[25]. Carlsson[25]은 임플란트의 기능 후 골흡수에 미치는 교합의 영향은 매우 작다고까지 말하고 있다. 저위교합은 자연치에 대한 교합외상과 저작효율 저하로 이어진다. 자연치 인대의 함입을 고려하는 저위교합을 추구하기보다는 수평력이 큰 parafunction이나 넓게 문질러지는 형태의 조기접촉을 줄이는 것이 골유착(융합) 실패를 방지하는 방법이라고 여겨진다.

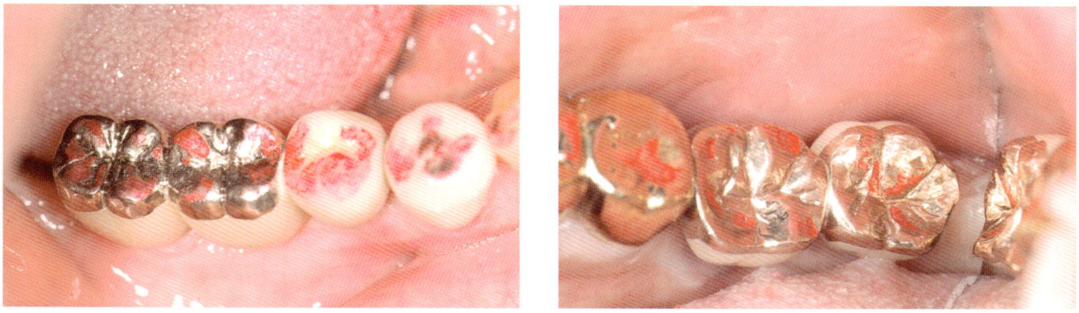

그림 2-27 넓게 문질러지는 형태의 surface contact. 필자는 이제 저위교합(infra-occlusion)은 시행하지 않으며 단지 넓게 찍히는 premature surface contact만 point contact으로 조정하는 데 신경 쓰고 있다. 즉 높이보다는 넓이에 집중한다. 나이가 들수록 군기능의 확률이 높아지므로 생각 외로 이런 surface 형태의 교합이 많이 생기게 된다. 저위에 의한 임플란트 보호 개념은 증명된 적이 없다. 적어도 과부하의 회피와 관련해서는 저위교합 개념이 필요 없을 것 같다.

3. 파절(fracture)

비교적 높은 생존률과는 별개로 임플란트 보철은 매우 큰 기계적 합병증을 보인다. 가장 많이 보고되는 생역학적 합병증은 전장재(veneer) 파절이다.

1) 나사풀림(screw loosening)[27-30]

나사풀림의 원인은 다음과 같다.

1. 부적절한 조임 : 토크가 일정하게 가해지지 않은 경우
2. 불충분한 보철물의 fit : 플라스틱 패턴에 따른 casting error
3. 불량하게 마무리된 부품
4. 과도한 교합력 : 비정상적 기능 등
5. 부적절한 나사 디자인 : 낮은 인장력과 항복강도 등
6. 골 탄성 차이 : 상악에서 변형이 더 심하다.

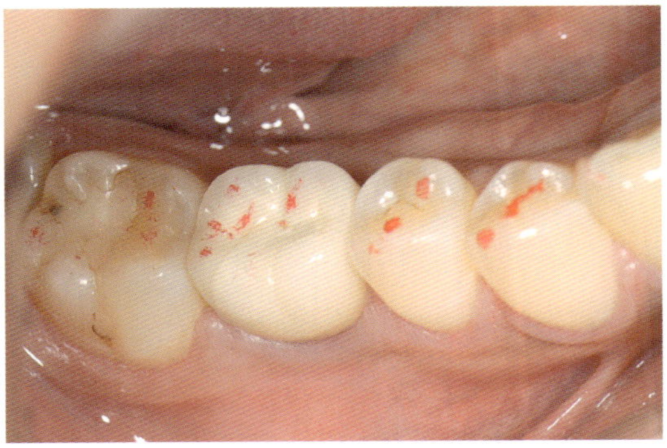

그림 2-28 도재 교합면은 교모가 일어나지 않으므로 조기 교합에 예민하다. 당연히 나사 풀림이 더 많이 일어나는 것 같다.

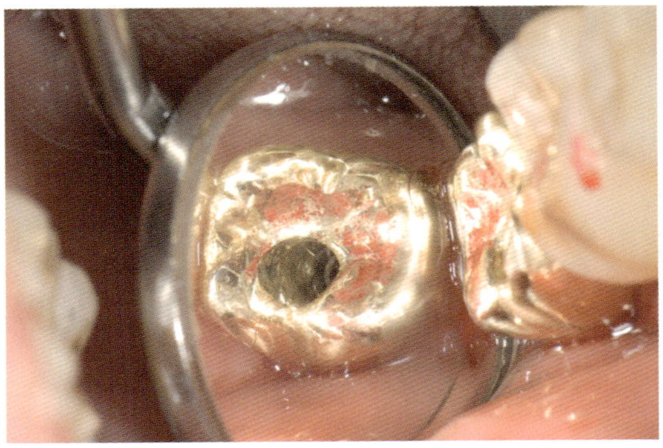

그림 2-29 금 교합면은 상대적으로 교모가 잘 일어나교합에 잘 적응되지만 그림과 같이 절구와 형태의 교합면으로 수평력을 많이 받는 곳에서는 어쩔 수 없이 나사 풀림이 일어난다. 상악의 구개 교두가 처져 정출된 치아의 임플란트 대합치가 전형적이다.

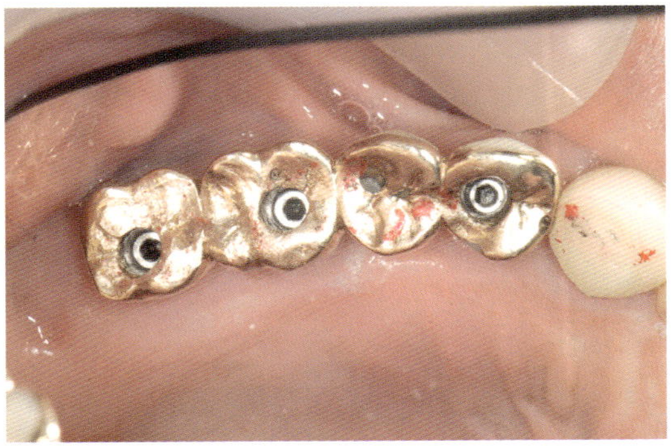

그림 2-30 다수의 임플란트가 연결되었지만 나사 풀림이 일어난 경우. 가공치 부위의 급격한 측방유도를 제거하지 않았던 때문이다.

이 중 기술의 발달로 나사가 적절하게 제작되고 조여지고 부품 표면이 매끄럽게 가공되어 정확하게 적합한 결과 높은 성공률을 보였다면 위의 1,3,5 번 항목은 제조사에 의해 개선이 되었다고 볼 수 있다. 또 6번 항목은 변경할 수 없는 요소이다. 그렇다면 최근의 나사풀림의 주원인은 2,4 항목이라 볼 수 있다. 위에서 말한 joint separating force는 측방운동시의 접촉, 중심축을 벗어난 접촉(angled abutment, wide occlusal table), 자연치와 임플란트 간 치간접촉, 외팔보 접촉, 부정확한 framework 등이 바로 위의 2,4 항목에 해당한다. 나사풀림과 연관된 대표적인 결과는 파절이다. 나사가 풀리는 근본 원인을 제거하지 않은 채 나사만 조여주면 보다 치명적인 고정체 파절이라는 결과를 맞게 된다. Eckert 등, Jemt 등, Velásquez-Plata 등의 많은 연구에서 고정체 파절 전 전조 증상으로 1회 이상의 나사 풀림을 보고하였다.

2) 고정체 파절(fixture fracture)

(1) external connection vs. Internal connection

External connection 임플란트에서 고정체의 파절은 주로 응력이 집중되는 neck 부위나 내부가 내부 공

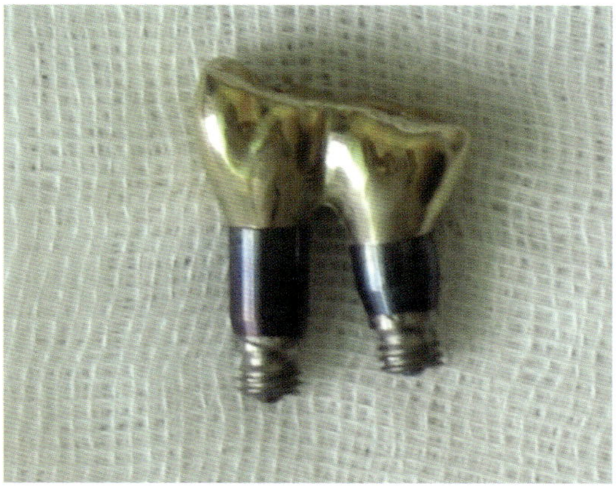
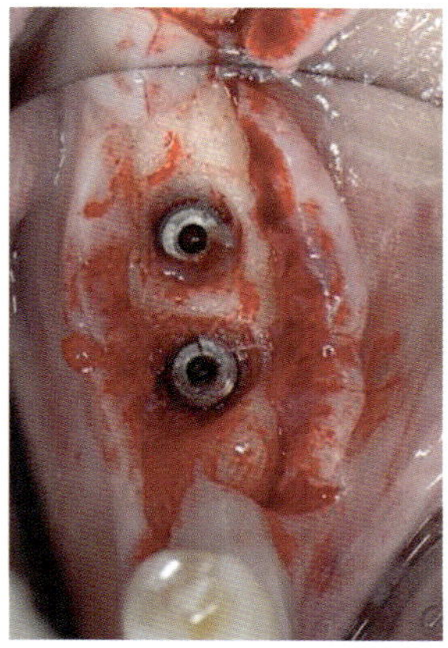

그림 2-31 External connection 임플란트 고정체의 파절 부위는 연결된 형태의 경우 지대주 나사 하방, 단일치의 경우 platform 하방 치조정 부위가 많다.

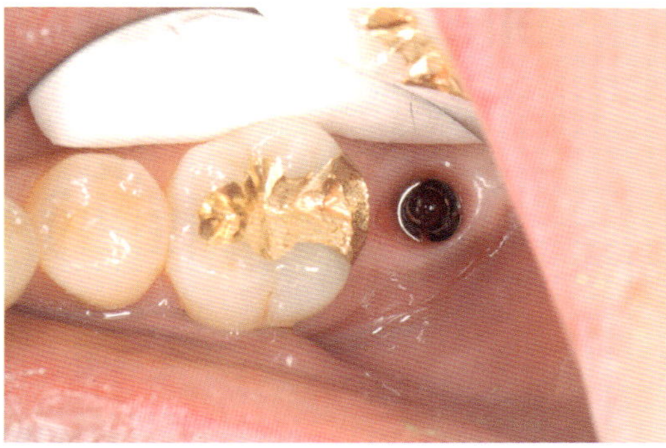
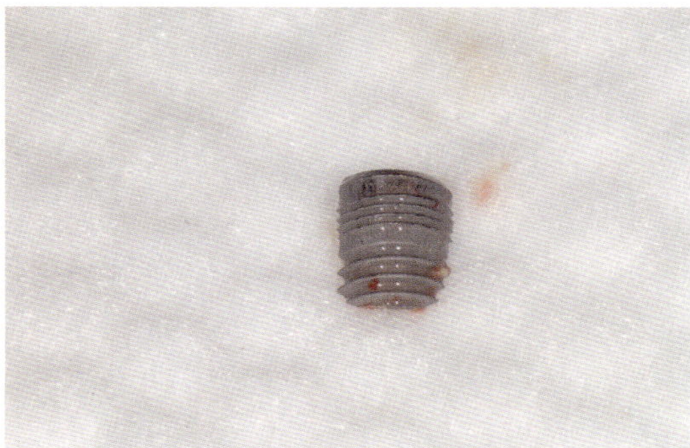

그림 2-32 Internal connection 임플란트는 주로 입구의 찢김 형태로 파절이 많이 일어난다.

간이 없는 구조에서 원통형 구조로 변화되는 내부 연결 지대주 나사 하방 부위에서 일어난다. 반면 internal connection 임플란트는 고정체 입구의 얇은 두께로 인해 파절보다는 주로 찢김(tearing) 현상이 대부분 관찰된다. 골흡수가 일어나서 파절이 일어나는지 파절이 일어나 골흡수가 생기는지는 확실하지 않다.

(2) long horizontal fulcrum line

임플란트가 일직선 또는 일직선에 가깝게 배열되면 수평적으로 지렛선(fulcrum line)이 발생하게 된다. 특히 상부 구조가 임플란트보다 훨씬 바깥쪽에 교합을 받는 구조면 지렛선의 영향이 더 커져 파절이 발생하기 쉽다. 발치 후 악골은 협측으로 퇴축하는 반면 치아의 위치는 원래 위치대로 수복되어야 하므로 이런 지렛선이 발생할 수밖에 없다.

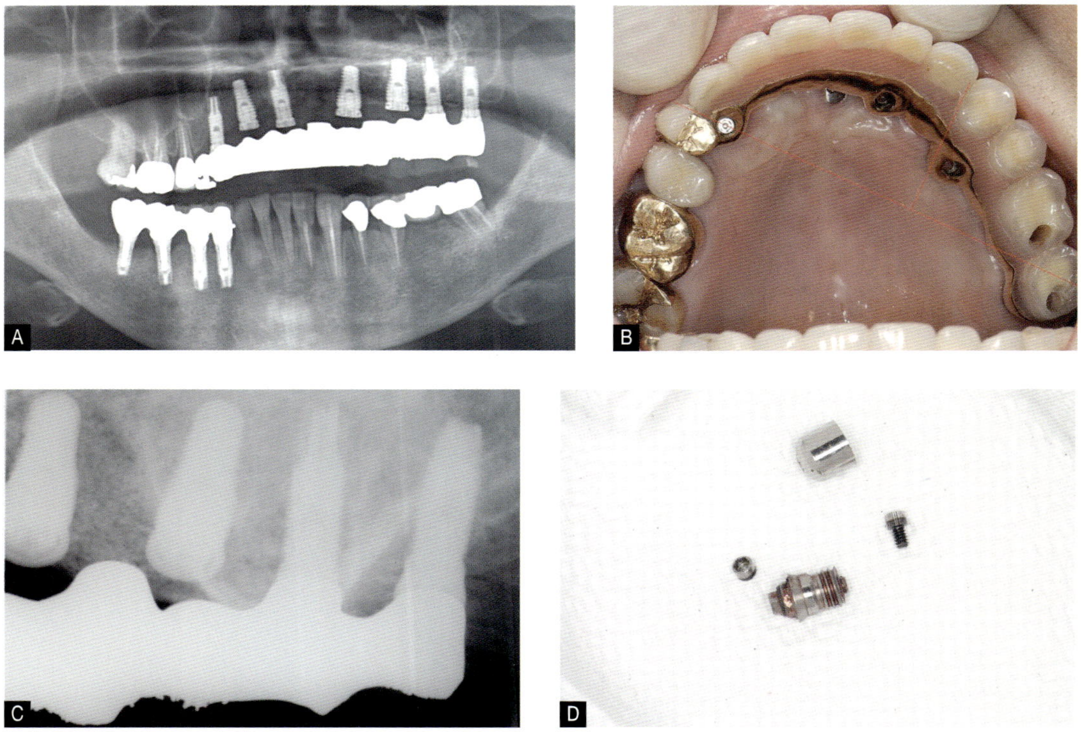

그림 2-33 **A.** 상악의 임플란트 실패로 수복이 연기되는 것은 환자뿐 아니라 치과의사에게도 고통이다. 어쩔 수 없이 기존의 수복물을 최소한의 생존 임플란트에 연결하여 재식립 임플란트 치유기간 동안 사용하게 하였다. **B.** #13과 26,27을 연결한 회전점이 형성되었다. 가장 먼 부위의 #23,24까지의 긴 거리의 지렛선(fulcrum line)으로 회전이 발생하기 쉬운 구조이다. **C.** 결과적으로 수개월 후 #26 임플란트의 파절이 일어났다. **D.** 파절된 부품

(3) vertical fulcrum line

수평적으로 뿐만 아니라 수직적인 지렛선(fulcrum line)도 발생한다. 고정체 뿐 아니라 지대주 등 각 부품의 연결 부위 또는 제일 약한 부위의 연결선이 수직적으로 교합평면과 평행하게 일치할 경우 수직적 지렛선이 발생하여 파절이 진행되는 것을 종종 관찰할 수 있다.

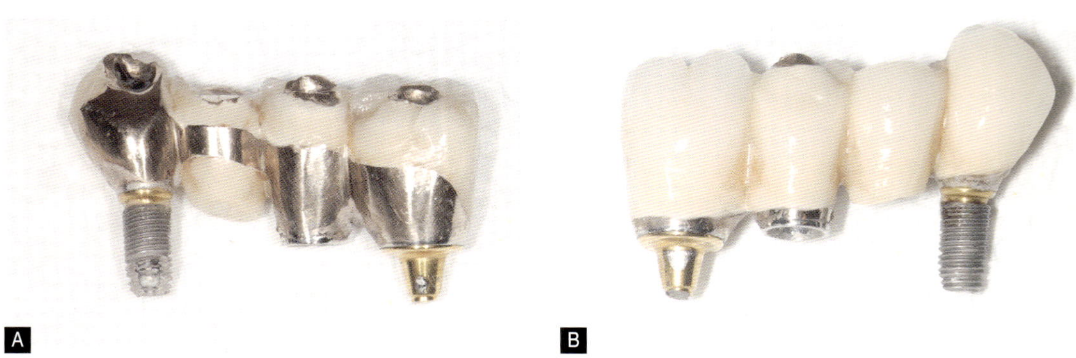

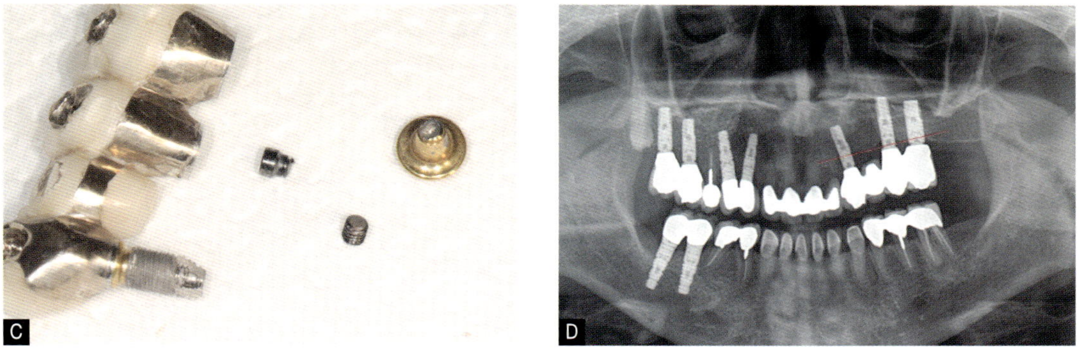

그림 2-34 #23은 고정체의 파절, 25는 지대주의 나사 파절, 26은 지대주 파절이 일어난 증례. 파절부위의 연결선은 치조골 흡수 부위와 정확히 일치하며 이 선은 교합평면과 평행하다. 물론 치조골 흡수가 선행된 것인지 교합력에 의해 파절 부위까지 치조골 흡수가 일어난 것이지는 확실하지 않다.

3) 지대주 파절(abutment fracture) 또는 나사 파절(screw fracture)

(1) external connection design vs. Internal connection design

External connection 임플란트에서는 지대주의 파절을 보기가 쉽지 않다. Platform에 면으로 접촉하는 양상의 디자인이기 때문이다. 따라서 일부 titanium grade가 낮았던 과거에 지대주가 변형(deformation)을 일으키는 경우는 있어도 파절은 거의 없었다. 물론 최근들어 지르코니아(zirconia) 지대주의 경우 파절이 보고되고 있지만 이 경우도 internal connection design에서 더 흔하다.

반면 internal connection design의 경우 hex부위에서 잦은 파절이 관찰된다.

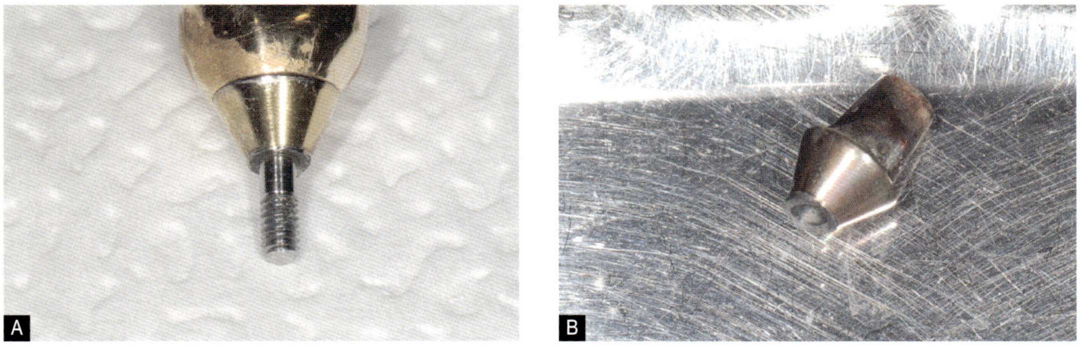

그림 2-35 Internal connection 임플란트 지대주의 파절은 고정체 입구와의 접촉 부위에서 흔히 일어난다.

(2) UCLA abutment vs. stock abutment

Internal connection design UCLA 지대주의 경우 기성부품과 주조부위의 연결부위에서 파절이 일어나기도 한다. 그러나 대개의 기성 지대주(stock abutment)는 hex 부위에서 파절이 관찰된다.

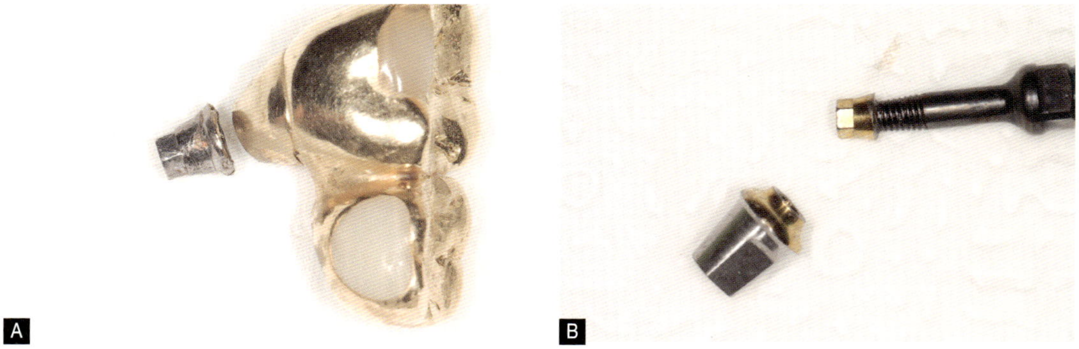

그림 2-36 A. 지대주 하부는 금속으로 되어 있고 상부는 wax-up을 통해 형태를 잡아 주조하는 UCLA 지대주에서는 금속-주조체 연결부에서 파절이 일어나기도 한다. B. 기성 지대주의 파절부위와는 약간 다르다.

(3) abutment screw vs. gold screw

초기 Branemark 디자인의 중요 개념은 큰 교합력이 가해졌을 때 지대주 나사보다 더 가늘게 만든 통칭 금나사(gold screw)의 파절을 유도하는 것이었다. 금나사는 지대주 나사에 연결되는 구조이므로 금나사에 파절이 일어나도 지대주 나사만 쉽게 교체하는 형식으로 고정체-지대주 연결부위를 보호하고자 하는 의도가 담겨 있었다. 그러나 결과적으로는 금나사 보다 지대주 나사에서 더 자주 파절이 일어났고 상부보철의 개념도 나사 연결식에서 시멘트 합착식으로 확장되었기 때문에 나사형(screw type)의 보철이 꼭 필요한 경우를 제외하고는 지대주 나사 보호 목적으로는 더 이상 금나사를 쓰지 않는다.

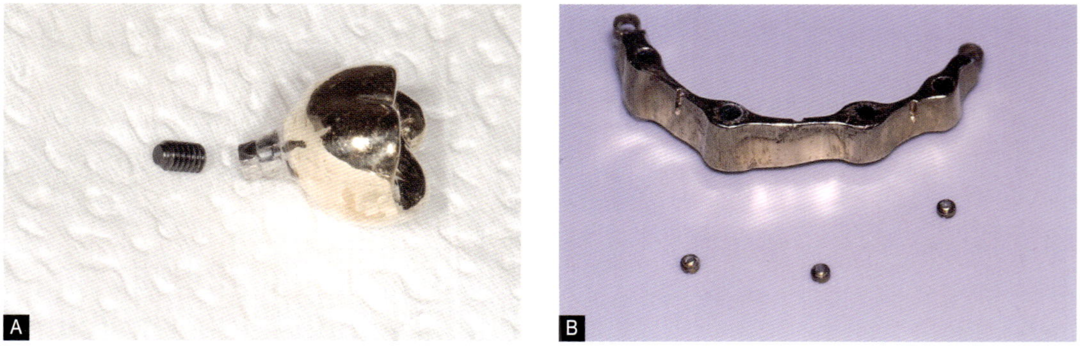

그림 2-37 A. 지대주 나사는 지대주 hex하방에서 일어난다. B. 금나사의 파절은 지대주 나사의 파절보다 드물다. 지대주 나사가 응력이 집중되는 치조정 근처에 있는 반면 금나사는 더 상부에 있기 때문이다.

4) 상부구조 파절(superstructure fracture)[31-34]

(1) 레진 전장재(resin veneer) vs. 금(gold veneer) vs. 세라믹(ceramic veneer)

레진과 IMZ　임플란트의 내부 부품인 IME의 충격 흡수 이론은 이론일 뿐이라는 것이 이미 여러 문헌에서 언급되었으며 교합면 재료의 강도에 의한 골-임플란트 계면 충격 이론은 이미 오래 전부터 받아들여지고 있지 않다. 이 이론의 근거가 된 Skalak의 모형은 단단한 골에 단단한 임플란트가 결합되고 그 위에 단단한 bridge가 연결된 공학적 모형이다. 결정적인 문제점은 두 가지이다. 첫째, 실제로 레진 재료를 사용하였을 때 골 계면 응력 분산에 효과가 있었는가? 도재 교합면의 결과와 비교했을 때 차이가 없었다는 임상결과가 나와 있다. 또 IME(intramobile element)를 사용하였을 때도 점진적인 골흡수를 줄였다거나 골유착 실패가 적었다는 보고가 없다. 둘째, 구강 내 환경에서 안정적인가? 레진 교합면 전장재의 경우 잦은 파절과 탈락은 수많은 논문에서 가장 흔히 발견되는 항목이다. IME의 경우도 잦은 합병증만이 보고되고 있다.

세라믹 전장재 파절이나 chipping은 치아지지 수복물에서보다 임플란트 지지 수복물에서 빈도가 더 높다(연 1.84% vs 0.59%)고 보고되고 있다. 특히 요즘 각광받고 있는 지르코니아 수복물의 chipping은 최대 25%까지도 보고되고 있으며 기공사에 따른 편차가 매우 크다.

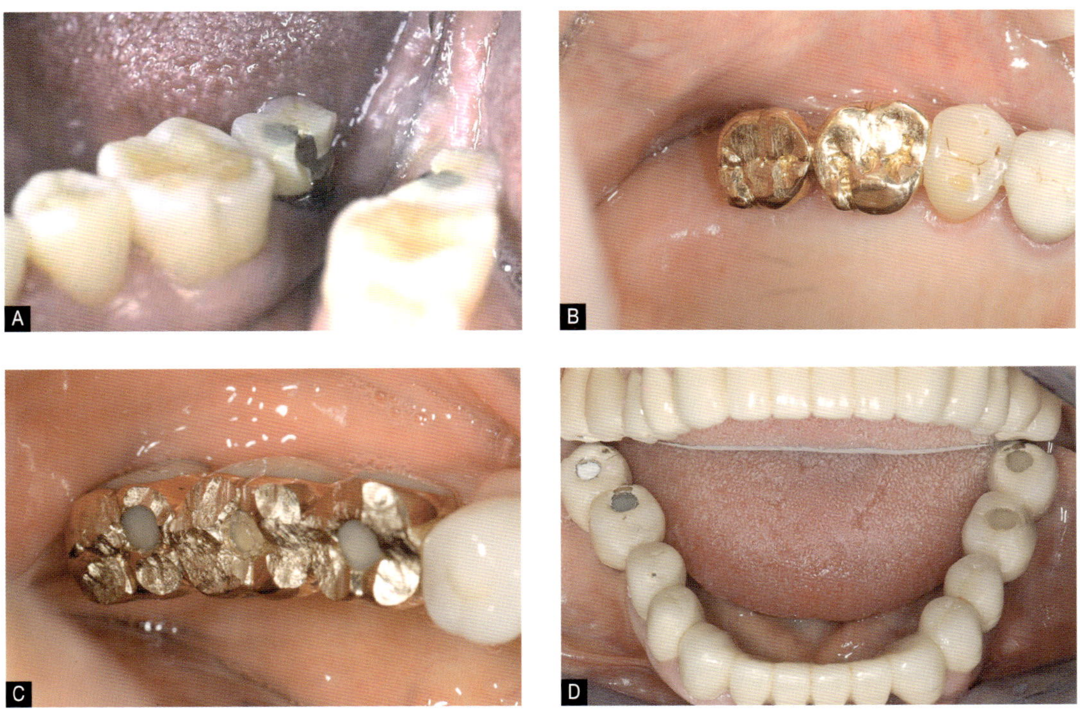

그림 2-38(A~D) **A.** 레진 전장재는 더 이상 쓰이지 않는다. 충격 흡수 효과는 없고 파절이 흔히 일어나며 저작 효율이 떨어지기 때문이다. **B.** 금 교합면에서는 흔히 마모면이 관찰된다. 자연치의 교모와 마찬가지로 보면 꼭 부정적으로 생각할 필요는 없다. **C.** 도재치에 대합되는 금 교합면은 이처럼 심한 마모를 보이기도 한다. **D.** 도재 교합면은 장기간 관찰했을 때 많은 경우 chipping이 일어난다. 교합의 변화일 수도 있고 단순히 기공의 한계일 수도 있다. 즉 자체 파절이 아니면 대합치 교모를 일으키므로 도재 교합면은 임플란트에 어울리는 재료가 아니다.

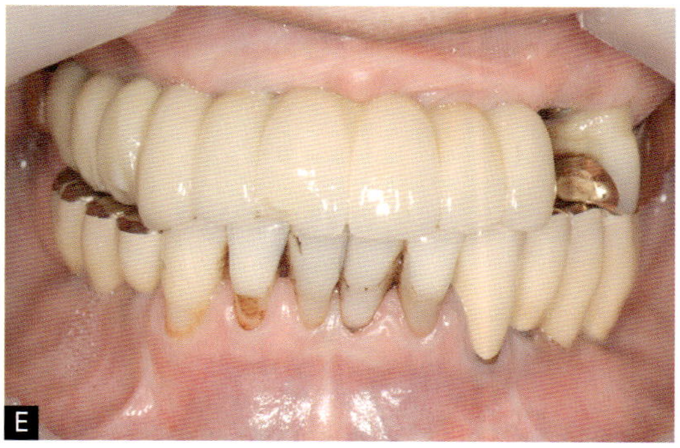

그림 2-38(E) **E.** 요즘 사용되고 있는 zirconia 수복물은 chipping이 흔히 일어나며 기공사 편향이 심하다. PFM(G) 에 비하여 파절강도 편차가 심한 편이다.

(2) fixed-hybrid denture vs. Overdenture[35]

Fixed-hybrid denture와 overdenture는 자주 비교되고 있는 무치악 수복법이다. 임플란트 개수를 줄여 수복한다는 점에서 공통점을 가지고 있지만 합병증이 일어나는 부위는 서로 다르다.

Fixed-hybrid denture의 경우 파절은 후방연장 외팔보의 이행부위의 하부 금속구조물(framework)이나 아니면 이 금속구조물을 감싸고 있는 레진 전장재와 컴퍼지트 도치 부위이다. Overdenture에서의 파절 부위는 임플란트와 bar 또는 stud로 연결되는 clip자체나 attachment 연결부위이다. Bar를 감싸고 있는 housing과 그 외부 레진 flange의 계면도 취약부위이다.

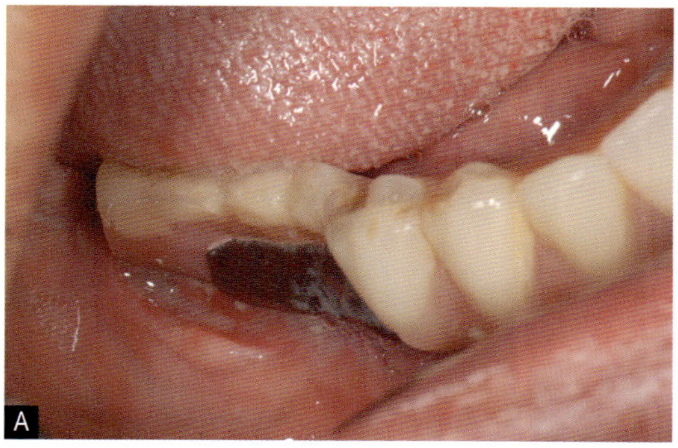

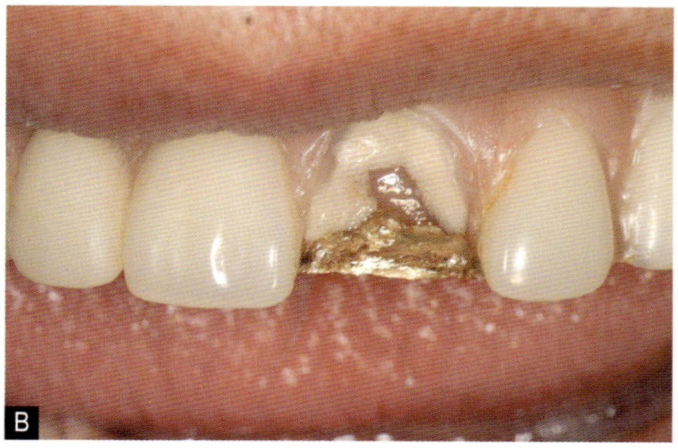

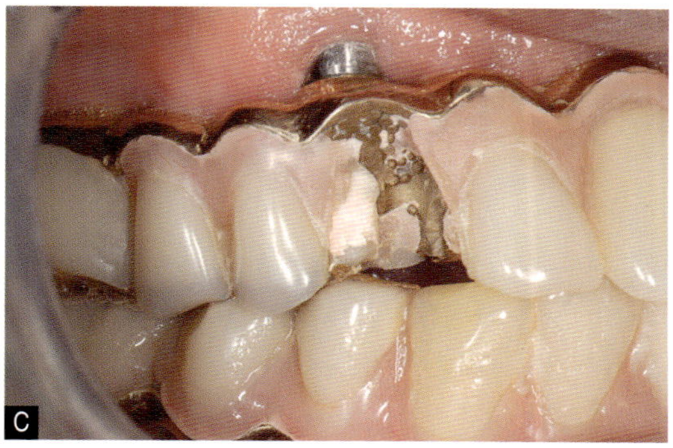

그림 2-39 **A.** Fixed-hybrid denture에서 저작력이 집중되는 구치부에서 하부금속구조물이 파절되는 대신 전장재가 반으로 쪼개졌다. 기능 2년 후의 일이다. **B.** 때로 파절을 막기 위해 교합면에 대놓은 금속 전장재 하방에서 파절되기도 한다. **C.** 대부분은 금속 하부구조물에서의 도치 탈락으로 나타난다. 금속과 레진전장재는 화학적 결합이 되지 않으므로 강한 기계적 유지장치를 설계하든지 아니면 전장재가 하부구조물을 360도 감싸는 형식의 디자인이 낫다.

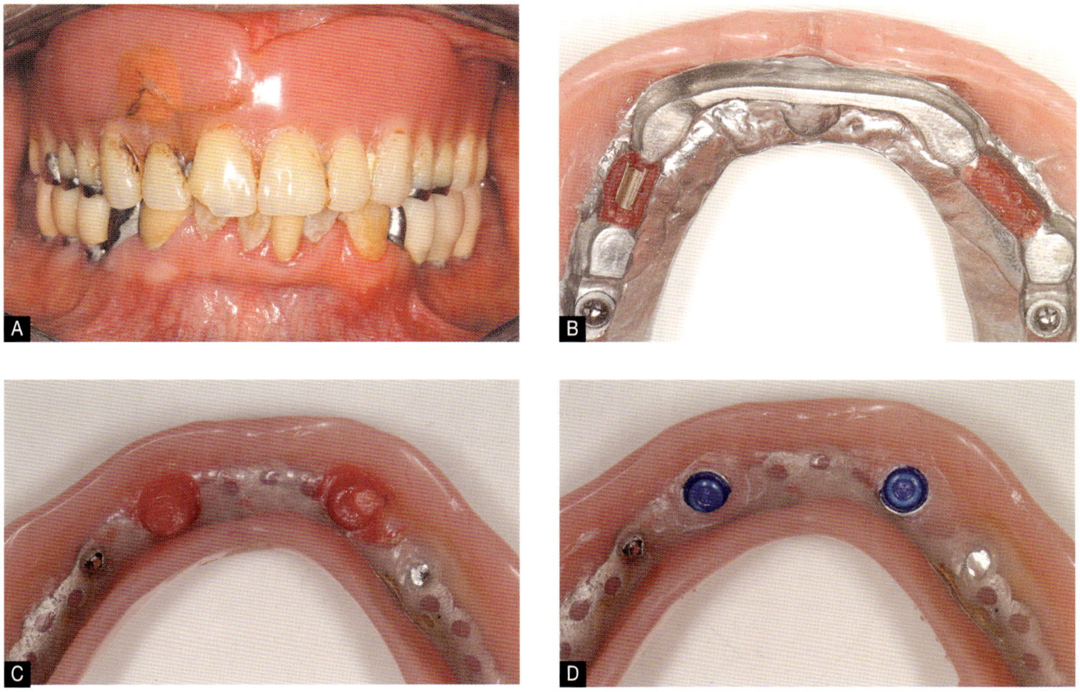

그림 3-40 **A.** Overdenture에서 전장재와 내부 bar housing 의 계면에서도 파절이 일어난다. 매우 얇은 부위이면서 힘도 집중되기 때문이다. **B.** Bar clip 탈락 형태가 흔하다. **C.** Stud 형태의 장치도 탈락이 흔하다. **D.** 필자는 더 이상 pattern resin으로 attachment를 고정하지 않고 있다.

(3) 금 하부금속구조물(gold framework) vs. 타이타늄 하부금속구조물(titanium framework)

정밀한 주조성으로 과거부터 긴 유닛의 하부 금속구조물을 주조하는데 금이 사용되어 왔다. 그러나 금은 고유의 낮은 탄성계수로 강도의 한계를 가지고 있기 때문에 특히 fixed-hybrid denture의 외팔보 부위의 잦은 파절이 보고되었다. 따라서 파절을 방지하기 위해서는 일정 두께 이상의 단면적이 필수적이다. 최근

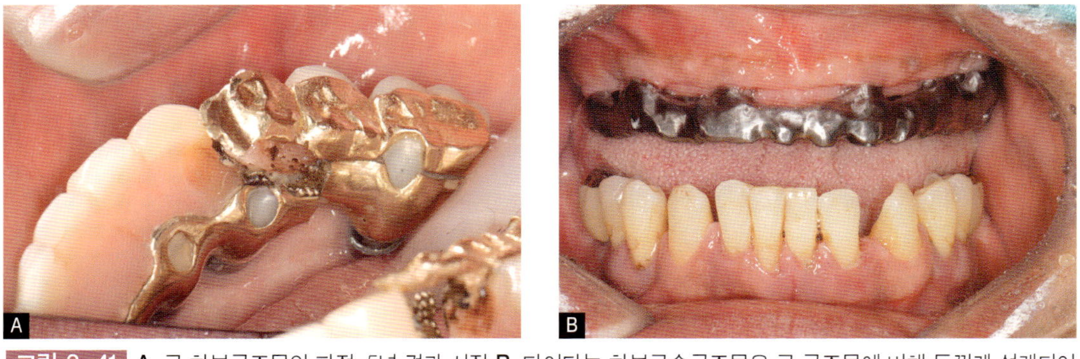

그림 3-41 **A.** 금 하부구조물의 파절. 5년 경과 시점 **B.** 타이타늄 하부금속구조물은 금 구조물에 비해 두껍게 설계되어 있어 파절에 강할 듯하나 좀 더 장기간의 관찰이 필요하다.

CAD-CAM의 발달과 금 값의 고공행진으로 하부 금속구조물에 titanium 금속이 점점 많이 사용되고 있으나 이에 대한 성적은 아직 분명하지 않다. 그러나 금에 비하여 파절면에서 훨씬 유리하므로 임플란트 금속구조물에서 금의 대체재가 될 것으로 보고 있다.

참고문헌

1. Chiapasco M. Early and immediate restoration and loading of implants in completely edentulous patients. Int J Oral Maxillofac Implants 2004;19 Suppl:76-91.
2. Cochran DL, Morton D, Weber HP. Consensus statements and recommended clinical procedures regarding loading protocols for endosseous dental implants. Int J Oral Maxillofac Implants 2004;19 Suppl:109-13.
3. Gapski R, Wang HL, Mascarenhas P, Lang NP. Critical review of immediate implant loading. Clin Oral Implants Res 2003;14(5):515-27.
4. Nkenke E, Fenner M. Indications for immediate loading of implants and implant success. Clin Oral Implants Res 2006;17 Suppl 2:19-34.
5. Szmukler-Moncler S, Salama H, Reingewirtz Y, Dubruille JH. Timing of loading and effect of micromotion on bone-dental implant interface: review of experimental literature. J Biomed Mater Res 1998;43(2):192-203.
6. Brunski JB, Puleo DA, Nanci A. Biomaterials and biomechanics of oral and maxillofacial implants: current status and future developments. Int J Oral Maxillofac Implants 2000;15(1):15-46.
7. 김영균,이양진,윤필영,여인성,이효정,김수관,문성용. 임플란트의 모든 것 Q&A로 배운다. 한국퀸테센스 2010;189-194.
8. Ostman PO, Hellman M, Albrektsson T, Sennerby L. Direct loading of Nobel Direct and Nobel Perfect one-piece implants: a 1-year prospective clinical and radiographic study. Clin Oral Implants Res 2007;18(4):409-18.
9. Sennerby L, Rocci A, Becker W, Jonsson L, Johansson LA, Albrektsson T. Short-term clinical results of Nobel Direct implants: a retrospective multicentre analysis. Clin Oral Implants Res 2008;19(3):219-26.
10. Shatkin TE, Shatkin S, Oppenheimer BD, Oppenheimer AJ. Mini dental implants for long-term fixed and removable prosthetics: a retrospective analysis of 2514 implants placed over a five-year period. Compend Contin Educ Dent 2007;28(2):92-9.
11. 김영균,이양진,윤필영,여인성,이효정,김수관,문성용. 임플란트의 모든 것 Q&A로 배운다. 한국퀸테센스 2010;171-180.
12. Blanes RJ, Bernard JP, Blanes ZM, Belser UC. A 10-year prospective study of ITI dental implants placed in the posterior region. II: Influence of the crown-to-implant ratio and different prosthetic treatment modalities on crestal bone loss. Clin Oral Implants Res 2007;18(6):707-14.
13. Rokni S, Todescan R, Watson P, et al. An assessment of crown-to-root ratios with short sintered porous-surfaced implants supporting prostheses in partially edentulous patients. Int J Oral Maxillofac Implants 2005;20(1):69-76.
14. Schulte J, Flores AM, Weed M. Crown-to-implant ratios of single tooth implant-supported restorations. J Prosthet Dent 2007;98(1):1-5.
15. Capelli M, Zuffetti F, Del Fabbro M, Testori T. Immediate rehabilitation of the completely edentulous jaw with fixed prostheses

supported by either upright or tilted implants: a multicenter clinical study. Int J Oral Maxillofac Implants 2007;22(4):639-44.

16. Maló P, Nobre Mde A, Petersson U, Wigren S. A pilot study of complete edentulous rehabilitation with immediate function using a new implant design: case series. Clin Implant Dent Relat Res 2006;8(4):223-32.

17. Maló P, Rangert B, Nobre M. All-on-Four" immediate-function concept with Brånemark System implants for completely edentulous mandibles: a retrospective clinical study. Clin Implant Dent Relat Res 2003;5 Suppl 1:2-9.

18. 김영균,이양진,윤필영,여인성,이효정,김수관,문성용. 임플란트의 모든 것 Q&A로 배운다. 한국퀸테센스 2010;395-397.

19. Romeo E, Lops D, Margutti E, Ghisolfi M, Chiapasco M, Vogel G. Implant-supported fixed cantilever prostheses in partially edentulous arches. A seven-year prospective study. Clin Oral Implants Res 2003;14(3):303-11.

20. Wennström J, Zurdo J, Karlsson S, Ekestubbe A, Gröndahl K, Lindhe J. Bone level change at implant-supported fixed partial dentures with and without cantilever extension after 5 years in function. J Clin Periodontol 2004;31(12):1077-83.

21. Shackleton JL, Carr L, Slabbert JC, Becker PJ. Survival of fixed implant-supported prostheses related to cantilever lengths. J Prosthet Dent 1994;71(1):23-6.

22. Eliasson A. On the role of number of fixtures, surgical technique and timing of loading. Swed Dent J Suppl. 2008;(197):3-95.

23. Eliasson A, Eriksson T, Johansson A, Wennerberg A. Fixed partial prostheses supported by 2 or 3 implants: a retrospective study up to 18 years. Int J Oral Maxillofac Implants. 2006;21(4):567-74.

24. Pjetursson BE, Bragger U, Lang NP, Zwahlen M. Comparison of survivaland complication rates of tooth-supported fixed dental prostheses (FDPs) and implant-supported FDPs and single crowns (SCs). Clin Oral Implants Res 2007;18 Suppl 3:97-113.

25. Vidyasagar L, Apse P. Biological response to dental implant loading/overloading. Implant overloading: Empiricism or science? Stomatologija 2003;5:83-9.

26. Carlsson GE. Dental occlusion: modern concepts and their application in implant prosthodontics. Odontology 2009;97:8-17.

27. Misch CE. Principles for screw-retained prostheses. In: Dental implant prosthetics. Mosby, Inc. 2005;452-471.

28. Eckert SE, Meraw SJ, Cal E, Ow RK. Analysis of incidence and associated factors with fractured implants: a retrospective study. Int J Oral Maxillofac Implants 2000;15(5):662-7.

29. Jemt T, Lekholm U. Oral implant treatment in posterior partially edentulous jaws: a 5-year follow-up report. Int J Oral Maxillofac Implants 1993;8(6):635-40.

30. Velásquez-Plata D, Lutonsky J, Oshida Y, Jones R. A close-up look at an implant fracture: a case report. Int J Periodontics Restorative Dent 2002;22(5):483-91.

31. 김영균, 황정원: 임프란트 보철물의 교합면 수복재료. 치과 임프란트와 관련된 다양한 논쟁. 군자출판사. 2004;353-357.

32. Isidor F. Occlusal loading in implant dentistry. In: Proceedings of the 3rd European workshop on periodontology. Quintessence. 1999;369.

33. Pjetursson BE, Bragger U, Lang NP, Zwahlen M. Comparison of survivaland complication rates of tooth-supported fixed dental prostheses (FDPs) and implant-supported FDPs and single crowns (SCs). Clin Oral Implants Res 2007;18 Suppl 3:97-113.

34. Richter EJ. Basic biomechanics of dental implants in prosthetic dentistry. J Prosthet Dent 1989;61(5):602-9.

35. Goodacre CJ, Bernal G, Rungcharassaeng K, Kan JY. Clinical complications with implants and implant prostheses. J Prosthet Dent 2003;90(2):121-32.

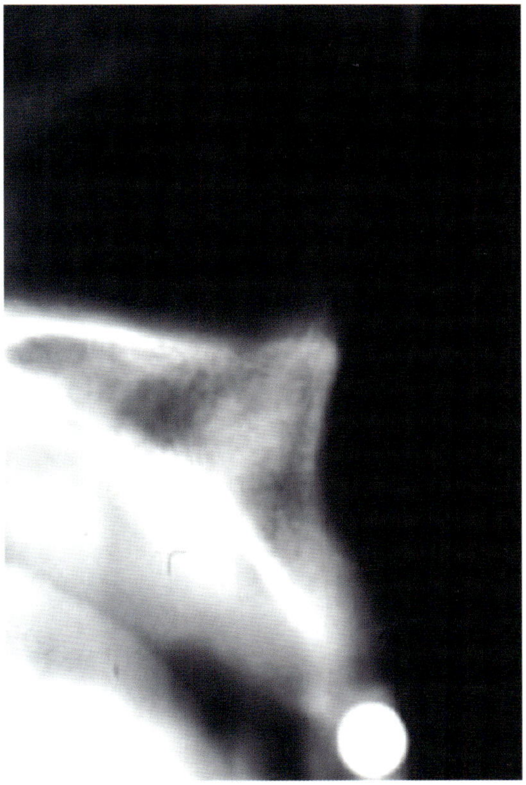

그림 3-4 일반단층촬영을 통하여 얻은 상악골의 횡단면 상은 비교적 명확한 악골의 단면을 관찰할 수 있다.

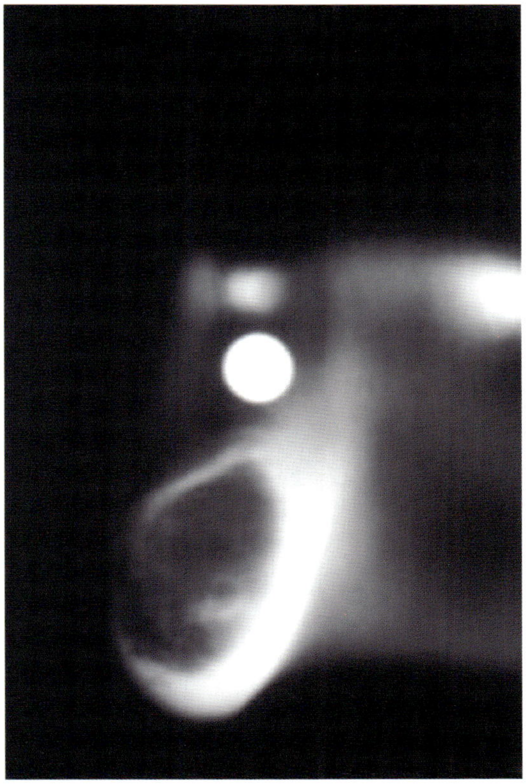

그림 3-5 하악골에 대한 일반단층촬영은 식립방향에 맞추어 단면을 얻기가 어렵고, 촬영된 단층상이 피질골과 하악관 주행에 접선방향으로 촬영되지 않을 경우 명확한 상을 얻기가 어렵다.

미국 구강악안면방사선학회(AAOMR : The American Academy of Oral and Maxillofacial Radiology)에서는 치과 임플란트 시술을 위한 방사선 진단의 선택 기준에 대해 다음과 같이 언급하였다. 임플란트 식립부위에 대한 적절한 평가를 위해서는 식립예정 부위에 대한 편측 악골에 대해 충분한 근원심 영상이 관찰되어야 하고 일반적으로 이러한 목적으로 파노라마방사선사진촬영이 추천된다. 표준촬영은 파노라마방사선촬영에 대해 추가적인 정밀한 영상이 요구되는 경우 부가적으로 촬영된다. 이후 식립부위에 대한 평가에서 협설측 단면에 대한 영상이 요구된다고 판단되는 경우 일반단층촬영이나 CT를 촬영 - 특히 CBCT - 촬영을 함께 고려할 것을 권고하고 있다[2]. 또한 임플란트 시술을 위한 진단영상의 응용에 관한 E.A.O.의 지침은 골 높이, 골 폭, 주요 해부학적 구조물 등의 정보를 획득하기 위한 단층촬영 사용여부의 결정 뿐만아니라 임상가는 단층 촬영의 원리를 이해하고 판독이 가능하여야 한다고 권고하고 있다[3].

임플란트 시술을 위하여 방사선검사를 권고하는 경우, ALARA(as low as reasonably achievable) 원칙을 고려하여 최소의 방사선피폭으로 최대의 진단효과를 얻을 방법을 선택하여야 한다. 일반적으로 알려진 치과용 방사선촬영법에 따른 환자의 피폭량은 다음과 같다. 표준촬영, 10μSv(유효선량 effective dose), 파노라마방사선촬영, 26μSv, 전악표준촬영, 150μSv, 하악골 CT, 761μSv, 상악골 CT, 104μSv, 일반단층촬영 30uSv CBCT의 경우 기존 CT 촬영과 비교하여 방사선노출량을 감소시킴으로써 37~50μSv 정도의 환자에 대한 방사선 유효선량을 보이는 것으로 알려져 있으며[4], 또한 CBCT 촬영기 기종에 따라서는 촬영부위를 부분적으로 제한하는 기능이 있어서, 임플란트 식립 계획에 따라 적절한 촬영 범위로 제한할 수 있다.

2. 임플란트 시술 단계별 방사선학적 검사의 활용

임플란트 시술에서 각 단계별로 방사선사진촬영의 활용은 다음과 같이 요약할 수 있다(표 3-2) [1].

표 3-2. 임플란트 시술 각 단계별 방사선학적 검사의 활용

시술단계	시기(개월)	방사선사진 촬영
임플란트 진단시기	-1	표준촬영, 파노라마방사선 촬영, 일반단층촬영, 전산화단층 촬영
임플란트 수술단계	0	문제해결을 위한 방사선사진 촬영
치유단계	0~3	문제해결을 위한 방사선사진 촬영
재형성단계	4~12	표준촬영, 파노라마방사선사진 촬영 (임플란트 부하 수 평가)
유지단계(문제 발생이 없는 경우)	13~	표준촬영, 파노라마방사선사진 촬영(매 3년간격)
문제 발생 시	수시로	표준촬영, 파노라마방사선촬영, 일반단층촬영

3. 임플란트 술전 진단과정에서의 방사선학적 검사의 활용

임플란트 술전 진단과정에서 방사선학적 검사의 목적은 일반적으로 다음과 같이 요약할 수 있다. (1) 식립부위에 대한 관련 해부학적 구조물에 대한 평가 (2) 식립부위에 대한 골내 병소에 대한 평가 (3) 골높이, 골폭 등 골량에 대한 평가 (4) 골밀도를 포함한 골질에 대한 평가 (5) 적절한 임플란트 식립위치 및 식립각도에 대한 평가가 요구된다[1].

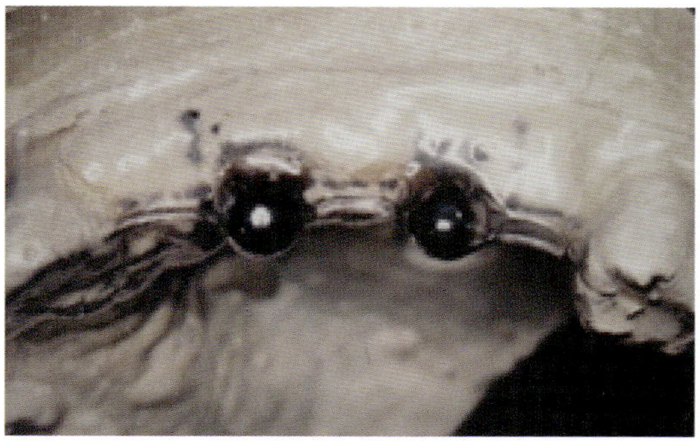

그림 3-6 지름 5mm 가량의 금속구를 부착한 방사선 진단용 스탠트 제작

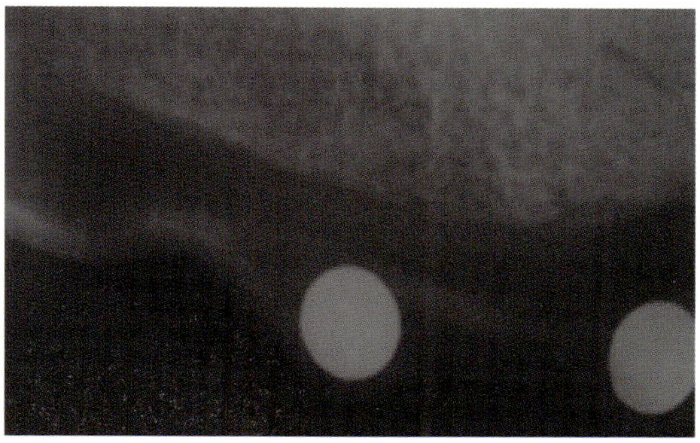

그림 3-7 방사선사진상에 나타난 금속구의 가로, 세로 확대율을 이용하여 사진상에서 계측된 거리를 보정한다.

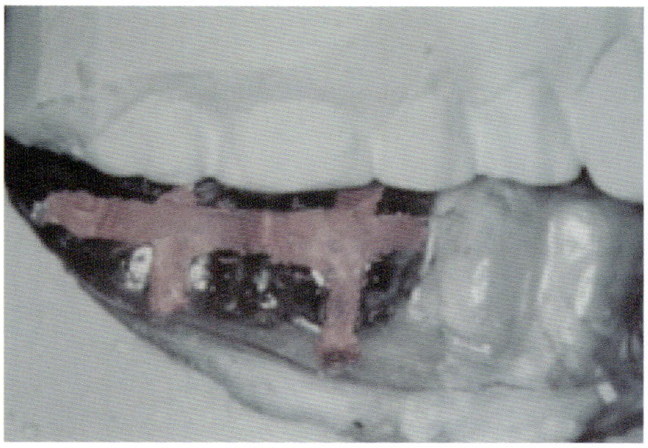

그림 3-8 Gutta Percha Cone을 이용하여 식립각도에 대한 정보를 방사선 진단용 스탠트에 표시할 수 있다.

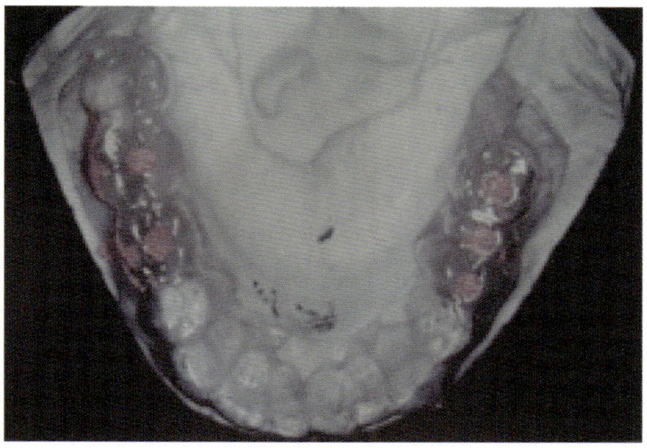

그림 3-9 방사선 진단용 스탠트에 예상 식립 위치와 식립 각도에 대한 정보를 표시한 후 방사선촬영을 통해 평가한다.

1) 방사선진단을 위한 스탠트의 활용

일반 방사선사진을 통한 거리 계측은 상의 왜곡으로 인한 축소, 확대로 오차를 나타낸다. 이를 보정하고자 임플란트 식립부위에 길이를 알고있는 방사선불투과성 표식을 방사선 진단용 스탠트에 부착하여 촬영한다. 일반적으로 지름 5mm 가량의 금속구를 이용하여 촬영하고 금속구의 가로 및 세로 확대율을 계산하여 필름상에서 계측된 거리를 보정한다(그림 3-6, 7). 그러나 단순 거리 계측 뿐만아니라 식립 각도에 대한 평가가 필요한 경우 방사선 진단용 스탠트에 식립 각도를 표시한 후 Gutta Percha Cone 등의 방사선불투과성 재료로 표식하여 촬영하기도 한다(그림 3-8, 9).

방사선 진단용 스탠트가 함께 촬영된 방사선사진상을 통하여 식립위치와 식립각도 그리고 식립 깊이 등을 평가한후 방사선 진단용 스탠트를 수정하여 외과용 스탠트로 활용한다(그림 3-10~12).

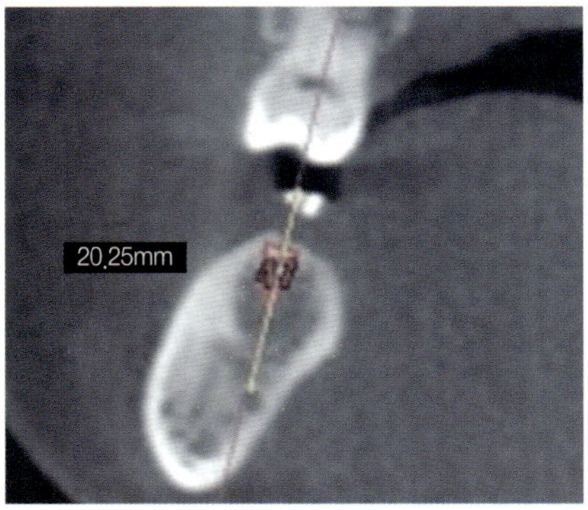

그림 3-10 방사선 진단용 스텐트에 Gutta Percha Cone으로 식립 위치와 각도를 표시한 후 CBCT로 촬영하였다. 방사선불투과상의 표식이 예상 식립부위에서 관찰된다.

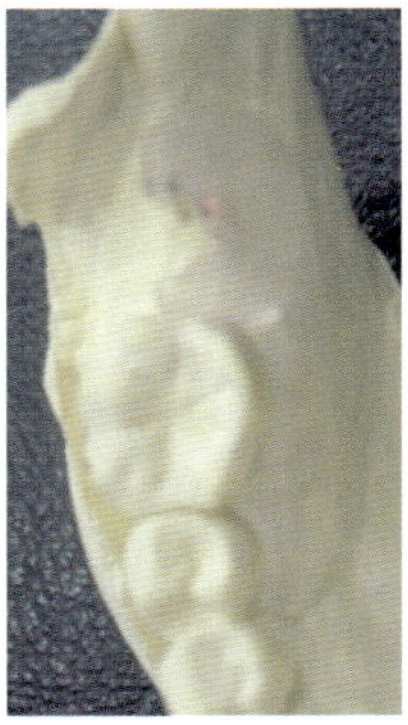

그림 3-11 방사선 진단용 스텐트를 외과용 스텐트로 수정하였다.

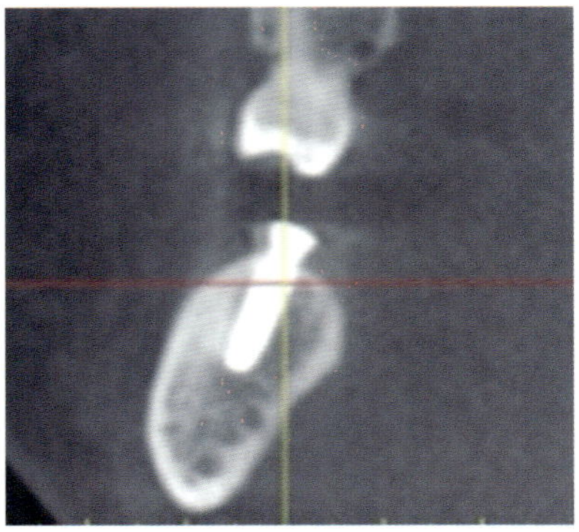

그림 3-12 예상 식립부위에 임플란트 식립이 이루어졌다.

2) 파노라마방사선사진의 특성 및 활용

파노라마방사선사진은 임플란트 술전 진단과정에서 우선적으로 선택되는 방사선학적 검사이다. 파노라마방사선사진의 가장 큰 장점은 악골의 해부학적 구조물의 경계를 대부분 관찰할 수 있는 충분한 촬영범위로 인하여, 임플란트 식립예정 부위와 주변 해부학적 구조물의 관계를 관찰할 수 있다는 것이다.

(1) 파노라마방사선사진을 이용한 거리 계측

이러한 장점에도 불구하고 파노라마방사선사진은 촬영원리로 인한 본래적인 상의 왜곡과 중첩으로 인하여 정확한 거리 계측이 어렵다는 단점이 있다. 파노라마방사선사진에서 관찰되는 영상의 가로, 세로 확대율은 부위별로 다르게 나타나며 평균 1.25배 확대율을 나타낸다. 그러므로 임플란트 식립을 위한 거리 계측에서 외과적 시술의 안전을 위해 중요 해부학적 구조물과의 거리 측정시 영상에서 측정한 거리이외에 3mm가량의 안전범위(surgical safety margin)를 여유로 두고 시술하는 것이 권고되고 있다[5]. 파노라마방사선사진은 또한 입체적인 단면에 대한 정보를 제공하지 않기 때문에 파노라마방사선사진상의 거리 계측은 식립각도를 반영할 수 없다는 근본적인 단점을 안고 있다(그림 3-13).

(2) 파노라마방사선사진에서의 하악관 평가

파노라마방사선사진은 좌우측 해부학적 구조물의 비교 및 각 구조간의 상대적인 위치를 파악하기에 용이하여 하악관 및 이공 관찰에 유용하다[6,7]. 그러나 하치조신경다발이 해부학적으로 항상 치밀골에 의해 둘러싸여 있는 것은 아니어서 하악관이 명확하게 보이는 정도는 환자에 따라 다양하다. Denio 등은 증례의 28%에서 제 2소구치와 제 1대구치 부위에서 하악관을 명확히 확인할 수 없었다고 보고하였으며(그림 3-14) 이것

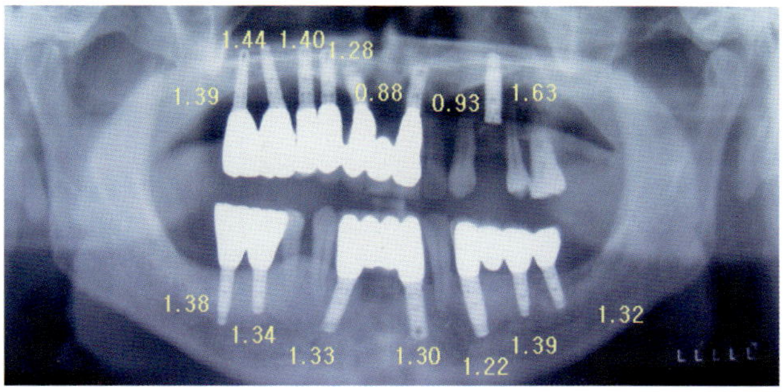

그림 3-13 **파노라마방사선사진의 수직확대율.** 파노라마방사선사진은 촬영원리상의 확대율 뿐만아니라 임플란트의 식립각도를 반영하지 못하는 한계로 식립 거리 계측에 한계를 나타낸다. 사진은 술후 파노라마방사선사진에서 식립된 임플란트의 길이 왜곡을 측정한 것으로 특히 상악 전치부에서 심하게 나타나는 것을 관찰할 수 있다.

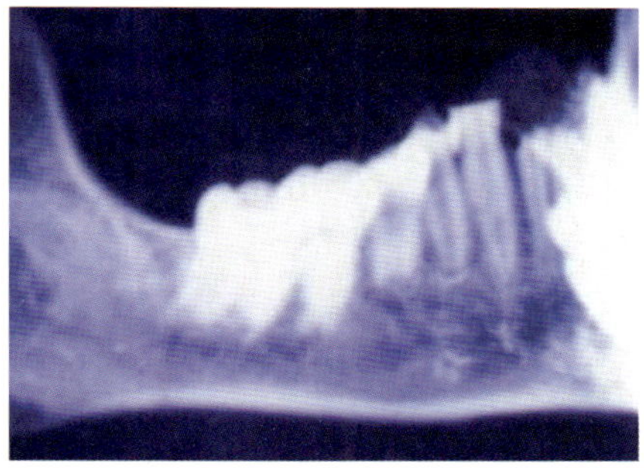

그림 3-14 건조 악골에 대한 파노라마방사선사진에서 하악관의 주행이 관찰되지 않는 경우

은 하악관 벽의 다공성, 상당한 방사선투과성을 보이는 악하선와의 존재 그리고 골소주의 부족 때문이라고 하였다. 또한 이들은 신경다발이 뚜렷한 통로를 갖고 있기 보다는 골내의 공간을 차지하고 있는 것을 발견하였다[8]. Oliver[9]. Carter와 Keen[10] 은 60%에서는 명백한 관을 갖고 있으나 40%에서는 명백한 관을 갖고 있지 않았다고 보고하였으며 전방으로 가면서 점차 얇아진다는 것을 발견하였다.

하악관은 하악공으로부터 이공까지 비교적 균일한 두께의 관으로 주행하며 드물게 2개 이상의 관으로 분지되어 나타날 수도 있다(그림 3-15)[11].

이공 부위에서는 전방고리(anterior loop)형태를 띄면서 이공 부위와 하악 전방부의 두갈래로 나누어지는데 전방고리는 비교적 피질골이 두꺼운 부분에 위치한 해면골내의 구조물이기 때문에 명확하게 보이는 경우는 상대적으로 드물어 세심한 주의가 필요하다. Arzouman 등은 파노라마 방사선사진에서 전방 고리의 존재와 그것의 길이를 측정할 수 있다고 보고하였다[12]. 이공의 위치나 형태는 연구자들에 따라 인종간의

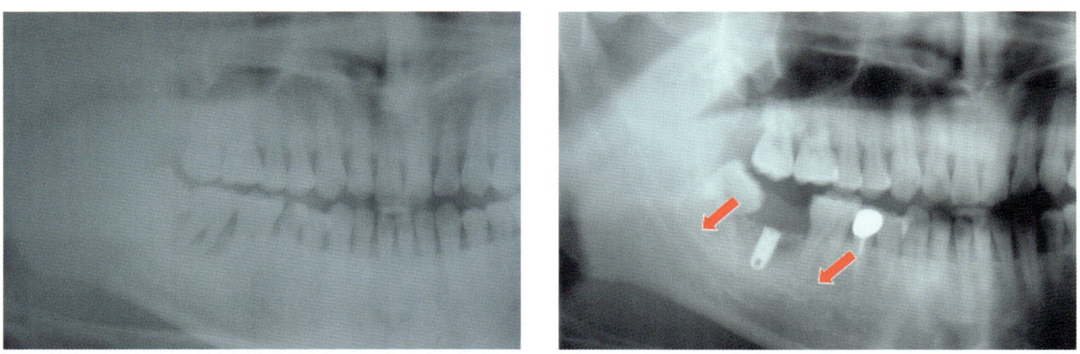

그림 3-15 파노라마방사선사진에서 두 개로 분지되어 주행하는 하악관이 관찰된 증례, 상부에 주행하는 하악관을 기준으로 임플란트 식립과 골이식이 시행되었다.

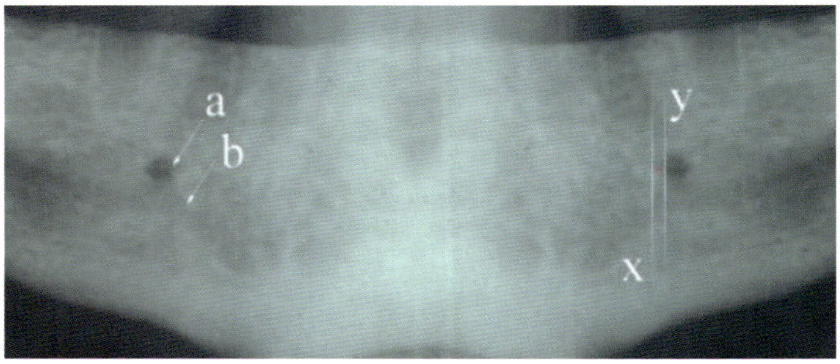

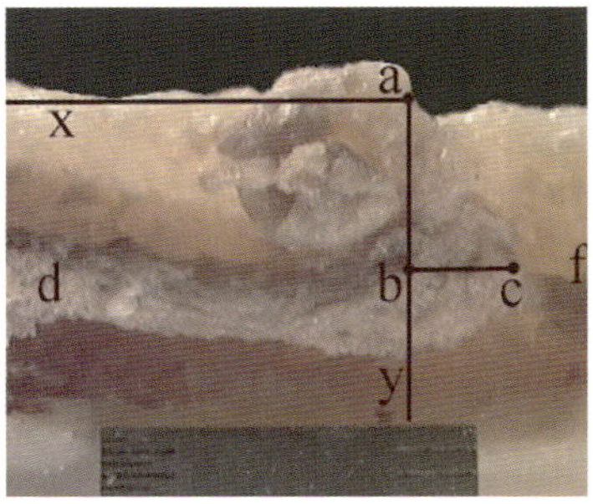

그림 3-16 파노라마방사선사진에서 이공 및 전방고리의 관계가 명확히 관찰되는 분류

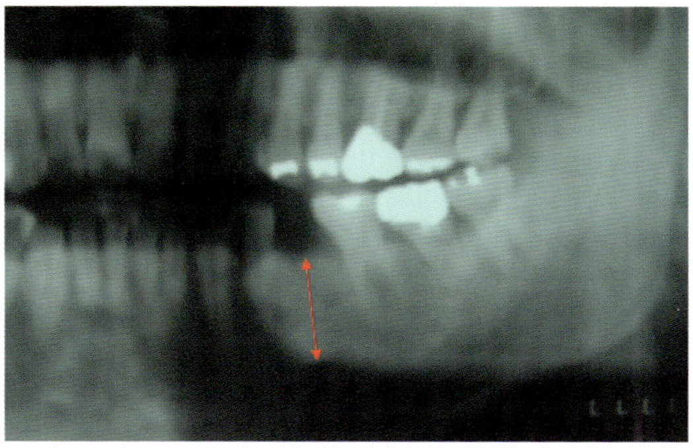

그림 3-17 파노라마방사선사진에서 이공이 하악관과 분리되어 불명확한 변연으로 관찰되는 분류의 증례

차이나 연구 방법의 차이로 결과가 조금씩 다르며 연령의 증가나 치아 이동으로 인해 그 위치도 다양하다. Kuzmanovic 등[13]은 이공 및 전방고리에 대한 방사선학적 형태 연구에서 12%의 증례의 경우 파노라마방사선사진에서 이공을 확인하기 어려웠다고 보고하였다. 또한 13%의 증례의 경우 이공이 하악관과 분리되어 불명확한 변연으로 관찰된다고 보고하였다. 전방고리의 경우 62%의 증례에서 파노라마방사선사진에서 관찰되지 않는다고 하였으며, 또한 50%의 증례에서 판독오류를 보였다고 하였다(그림 3-16, 17).

(3) 파노라마방사선사진에서의 상악골 및 상악동 평가

Reddy 등은 파노라마방사선사진 만으로 결정되어 식립된 임플란트의 길이는 이상적인 임플란트 길이보다 짧게 식립되며, 최대 길이로 식립하기 위하여는 전산화단층사진이 도움이 된다고 하였다[14]. 한편 Tal 등은 임플란트 시술시 금속공을 이용한 파노라마방사선사진상과 전산화단층사진상을 비교하여 파노라마방사선사진상도 거리계측에서 충분한 정확도를 보여 유용하다고 보고하였다[15]. 그러므로 파노라마방사선사진만을 이용하여 상악골에서 임플란트 식립을 위한 거리 계측시 일률적인 확대율 적용은 계측 오류를 나타낼 수 있어 계측 오차를 보정하기 위한 금속구 등의 표식을 사용하여야 한다.

파노라마방사선사진에서는 상악 치열궁은 물론 상악골 및 안면골이 관찰되며 양측 상악동 또한 관찰된다. 그러나 파노라마방사선사진 촬영법에서는 일반적인 촬영법에서와는 달리 방사선 선속의 조사각도가 일정하

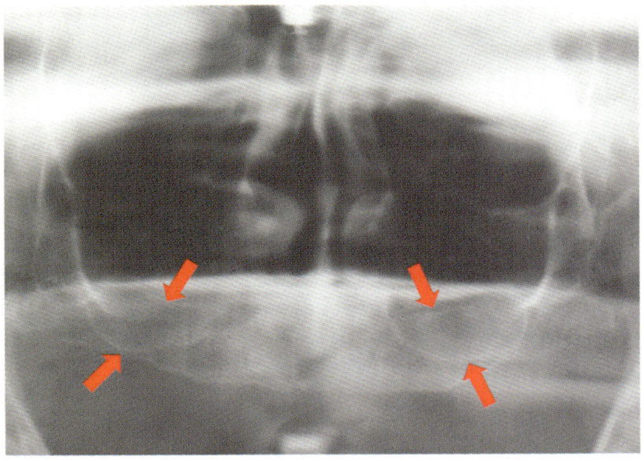
그림 3-18 상악동저의 변연이 두 개의 하연으로 관찰되는 증례

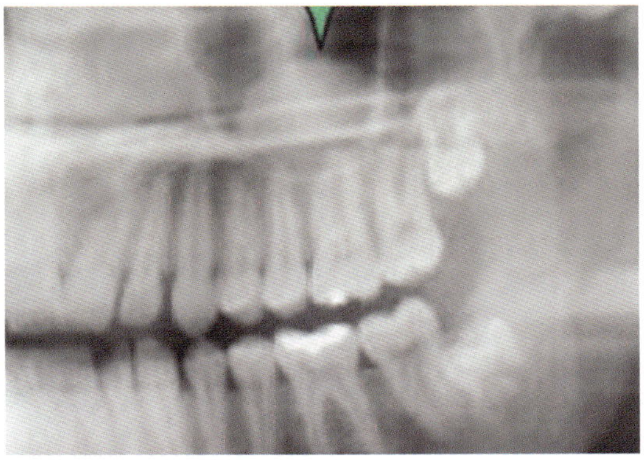
그림 3-19 상악동내에 낭형(cystlike)의 점막부종이 관찰됨

지 않고 촬영 동안 계속적으로 변하기 때문에 사진에서 관찰되는 상악동상이 실제 상악동의 어느 부위가 투영된 것인지를 유추하는 것이 쉽지 않다[16]. 증례에 따라서는 상악동저가 파노라마방사선사진에서 두 개의 선으로 관찰되기도 한다(그림 3-18).

상악동 질환에 대한 방사선학적 평가는 일반적으로 워터스 촬영법, 일반단층촬영 및 CT와 MRI가 이용되며 아울러 파노라마방사선촬영법 또한 유용하다. 일반촬영법으로서 워터스 촬영법은 상악동내 흐림(Cloudiness) 및 상악동벽의 골 경화에 대해 보다 잘 보여주며 아울러 분비물 저류(air/fluid level) 관찰이 용이하다. 반면 파노라마방사선사진은 낭형(cystlike) 구조물의 외형이 보다 잘 관찰된다(그림 3-19).

상악동내의 격벽은 상악동거상술 시술 중 상악동 점막 천공의 위험을 증가시킨다. Zijderveld 등[17]은 48%의 환자에서 격벽의 존재로 인해 Tatum[18]방식의 시술을 할 수가 없었다고 보고하면서 격벽을 그대로 둔 채로 W자 형태의 판막을 만들거나 두 개의 분리된 판막을 만들었다고 하였다. 파노라마방사선사진은 상악동 격벽의 판단에서 CT에 비하여 민감도 및 특이도가 낮다. Krennmair 등[19]은 21.3%의 경우에서 위양성 혹은 음성판독이 있었다고 보고하였다. 그러므로 파노라마방사선사진에서 상악동 격벽을 판별하기 위해서는 술

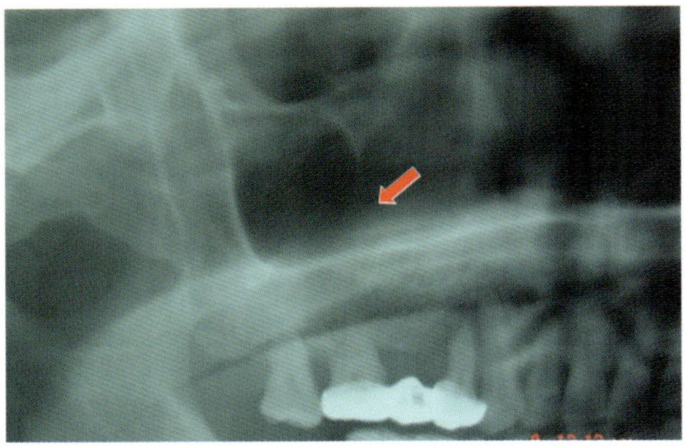
그림 3-20 파노라마방사선사진에서 상악동내 격벽이 관찰되는 증례

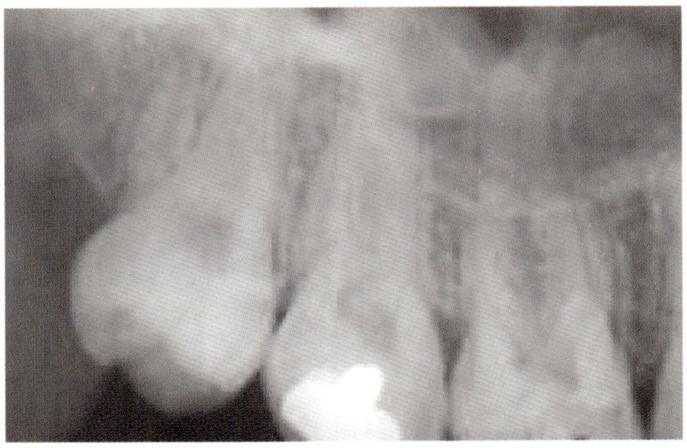
그림 3-21 상악동저에서 석순(Stalagmite)이 관찰된다.

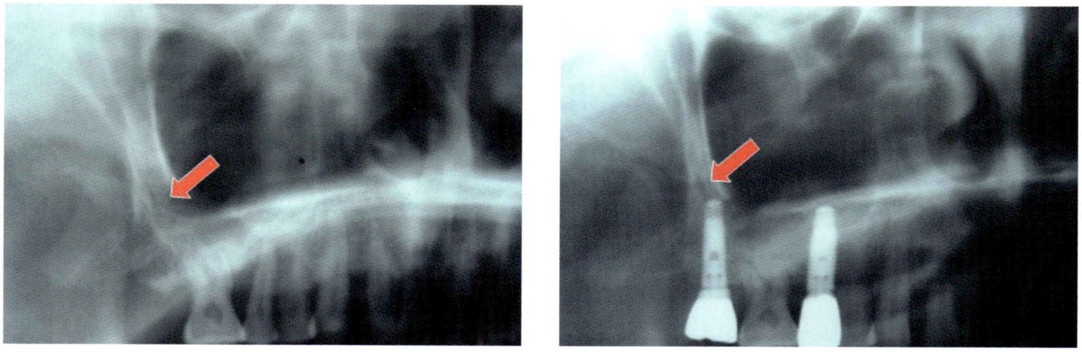

그림 3-22 파노라마방사선사진에서 후상치조동맥 분지의 상악동내 주행 흔적이 관찰되는 증례

자의 보다 민감한 판독능이 요구된다(그림 3-20).

상악동저에는 종종 골융기가 존재한다. 석순(Stalagmite)이라고도 불리는 이러한 골융기는 대부분 치밀골로 이루어져 있기 때문에 osteotome을 이용하여 이 부위에 상악동 점막을 거상할 경우 상악동저의 격벽이 쉽게 들어올려지지 않을 수 있다. 따라서 상악동저는 파노라마방사선사진뿐만 아니라 표준촬영으로 골의 연속성이나 형태를 확인하여야 한다(그림 3-21).

파노라마방사선사진에서 상악구치부 후벽부위에 후상치조동맥의 분지에 의한 골내 주행흔적이 관찰되기도 한다. 후상치조동맥의 분지의 주행은 상악동거상술 등에 의한 임플란트 식립에 따른 상악동 내 시술시 출혈방지 및 혈액 공급원 보호 목적으로 보존하는 것을 추천한다. 그러나 파노라마방사선사진에서는 골내 주행의 높이계측이 어려워 CT촬영이 추천된다(그림 3-22).

3) 콘빔CT 영상의 특성 및 활용

(1) 장점 및 한계점

최근 약 10여년동안 국내 치과계에 보급된 콘빔CT는 기존 CT와 비교할 때 1) 환자의 방사선피폭량 감소, 2) 짧은 촬영시간 및 3) 높은 해상도의 악골 영상획득의 장점을 보여준다. 반면 불충분한 연조직 대조도를 보이며, 촬영기 종류별로 조직 밀도 측정값이 상이하여 기존 CT의 Hounsfields Unit와 같은 표준화된 골밀도 측정이 어렵다는 한계점이 있다.

(2) 골높이 측정

Sonick 등은 파노라마촬영법을 이용하여 하악관까지 거리를 측정한 경우 평균 3mm의 측정오차를 보여 CT에서의 측정오차 평균 0.2mm와 비교할 때 매우 높은 오차가 나타난다고 보고하였다[5]. Liang 등은 일반 단층촬영으로 골높이를 측정할 경우 기종에 따라 0.35~1.06mm의 측정오차가 나타난다고 보고하였다[20].

기존의 CT와 CBCT를 이용한 골량측정 비교실험에 대해 Kabayashi 등[21]이 보고하였다. 측정오차가 기존

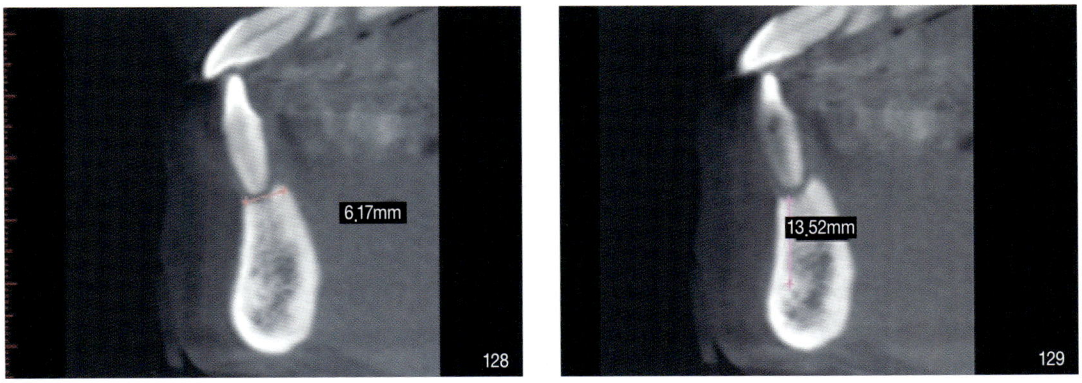

그림 3-23 임플란트 식립 예정 부위에서의 골폭및 골높이 측정

CT에서 평균 0.36mm CBCT에서 평균 0.22mm를 나타내었다. 촬영기종에 따른 보고는 없으나, CBCT는 길이측정에 있어서 기존 CT와 비교할 때 비슷한 결과를 보이고 있어 임플란트 식립시 골높이와 골폭 측정시 매우 정확한 결과를 보여준다(그림 3-23). 그러나 기존의 CT의 경우 촬영각도에 따라 골높이 측정시 영향을 미칠 수 있다는 보고가 있었고, 영상 재형성시 panoramic curve형성 방법에 따라 골폭 측정에 영향을 미칠 수 있다는 보고가 있었다[22]. 이들 보고를 참조할 때 CBCT 촬영의 경우에도 촬영시 환자 두경부의 위치와 영상 재형성시 panoramic curve 형성에 주의를 기울여야 할 것으로 생각된다. 일반적으로 CT를 이용한 측정시 외과적 안전범위인 1mm를 넘지 않는 것으로 알려져 있다.

CT영상을 이용한 실험상의 골높이 측정은 계측치의 오차가 0.2~0.3mm 정도로 매우 정확하다. 그러나 실제 임상에서는 CT 촬영으로 얻어진 횡단면상을 임플란트 식립을 의도하는 각도와 일치시키는 것이 골높이 측정시 오차를 방지하는데 매우 중요하다.

CT촬영기의 개발과 촬영된 CT 영상자료를 악골 형태에 맞춰 재구성시키는 Denta Scan™ 프로그램의 개발로 임플란트 영역에서도 CT 촬영이 응용되기 시작하였고 악골의 형태를 보다 정확하게 재현함으로써 매우 유용한 진단 방법으로 주목받게 되었다[23]. CT영상은 정확한 횡단면 상을 얻기 위해 환자의 두부와 촬영기(Gantry)를 예상 식립 각도에 수직이 되도록 맞추어 기울여서 직접 관상면 촬영이 되도록 하여야 하는 단점이 있다. 비록 DentaScan™ 등의 다면재구성 소프트웨어가 있기는 하지만 촬영된 기준선에 따라 횡단면의 상이 달라지므로 길이 측정이 달라질 수 있다. 협설단면 재구성상 에서 상의 변형을 최소화하기 위해 교합면이 기준선으로 채택되는 경우라도 촬영시 하악의 교합면이 지면에 수직이 되어야 하므로 총 촬영시간 동안 환자가 이 자세를 유지한다는 것은 실제적으로 힘들다.

최근 보급된 치과용 콘빔CT는 그 형태가 파노라마촬영 장치와 유사하게 환자가 앉은 자세에서 짧은 노출시간에 편리하게 촬영되며 또한 볼륨데이터의 영상이 얻어지고 축면상에서 직선 또는 곡선을 그려 그에 상응하는 파노라믹 단면상과 원하는 위치의 협설단면상 등을 자유로이 얻을 수 있다. 최근 CBCT 및 이를 통하여 임플란트 시술을 위해 개발된 영상 재구성 프로그램들은 원하는 식립 각도에 맞추어 횡단면 상을 재

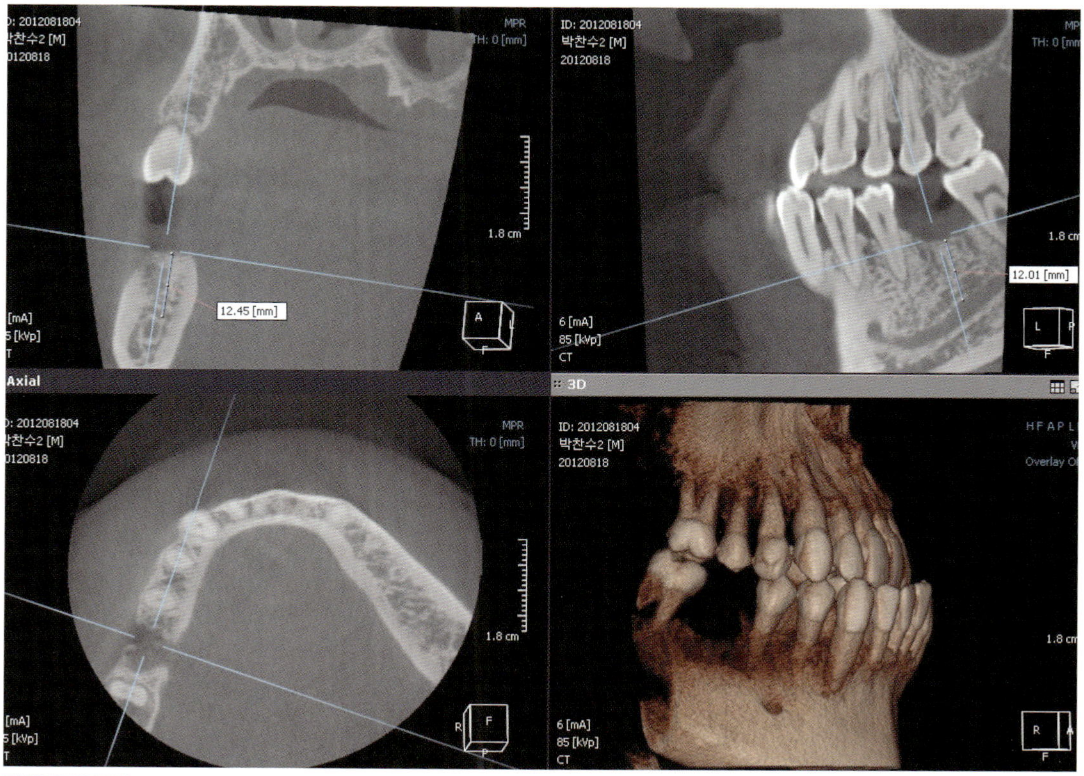

그림 3-24 OnDemand3DApp™ 영상 재구성 소프트웨어의 경우 술자가 원하는 식립 각도에 맞추어 단면을 형성하여 준다.

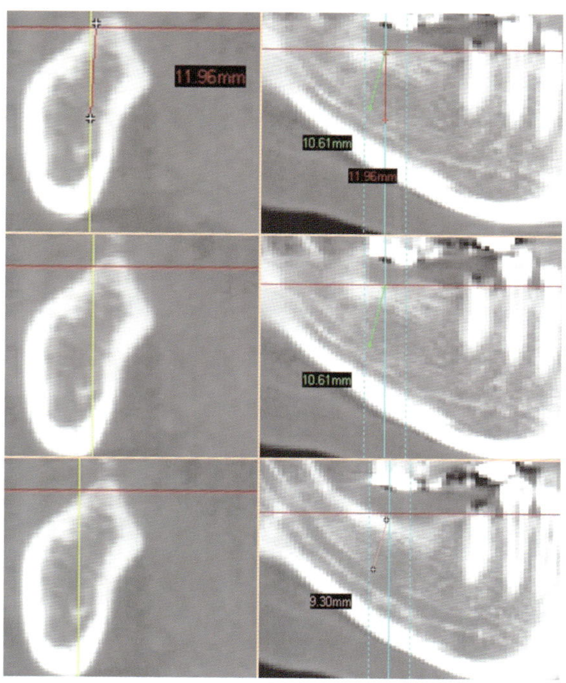

그림 3-25 Simplant™ 영상 재구성 소프트웨어에서의 악골 횡단면상과 재구성 파노라마 영상, 좌측의 악골 횡단면상은 임플란트 식립각도와 일치하지 않아 거리 측정치를 외과적 시술에 그대로 반영하기 어렵고, 재구성 파노라마 영상도 기준선을 어느 위치로 정하는가에 따라 각기 다른 거리 측정치를 나타낸다.

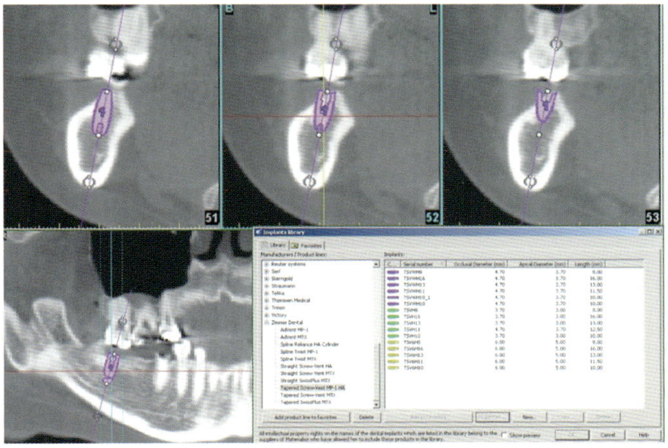

그림 3-26 Simplant^{TM} 영상 재구성 소프트웨어에서는 식립 깊이 결정을 위하여 임플란트 종류별로 미리 준비된 입체 데이터 영상을 가상공간내에 대입시켜 주변 해부학적 구조물과의 관계를 평가한다.

구성하여 준다[예, OnDemand3DApp^{TM}(Cybermed, Korea)](그림 3-24). 혹은 3차원 가상공간내에 식립하고자 하는 임플란트 본체의 입체 형태를 대입시켜 주변 구조물과의 관계를 확인하도록 하는 소프트웨어[예, Simplant^{TM}(Materialise, Belgium) 혹은 V-implant^{TM}(Cybermed, Korea)]도 있다(그림 3-25, 26).

(3) 골폭 측정

좁은 골폭을 가진 임플란트 식립 증례에서 이를 극복하기 위한 외과적 술기가 다양하게 발전되었다. 그러나 임플란트의 장기적 예후를 위하여 충분한 잔존골폭을 유지하는 것이 중요하고 이를 위하여 임플란트의 외과적 시술 전에 미리 예측되고 준비되어져야 한다. 상,하악 전치부 식립은 그 기능과 아울러 심미적 요구로 인하여 다양한 문제를 발생시킬 가능성이 있다. 특히 치조정의 골폭이 충분함에도 불구하고 견치와 등의 해부학적 형태로 인하여 치조골의 중간부위의 골폭이 더 협소한 경우도 있다(그림 3-27). 협설단면 영상을 통하여 술전 계획단계에서 미리 준비되어지는 것이 필요하다.

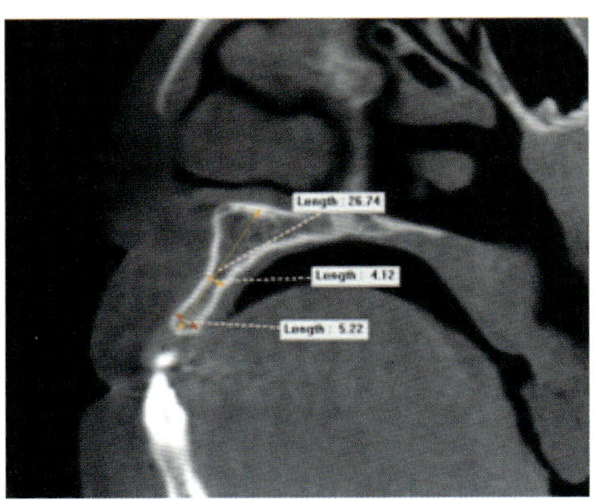

그림 3-27 상악골의 전치부는 치조골정의 폭보다 치조골의 중간부위의 폭이 더 협소한 증례가 있어 외과적 시술전에 미리 예측하여 대비하는 것이 필요하다.

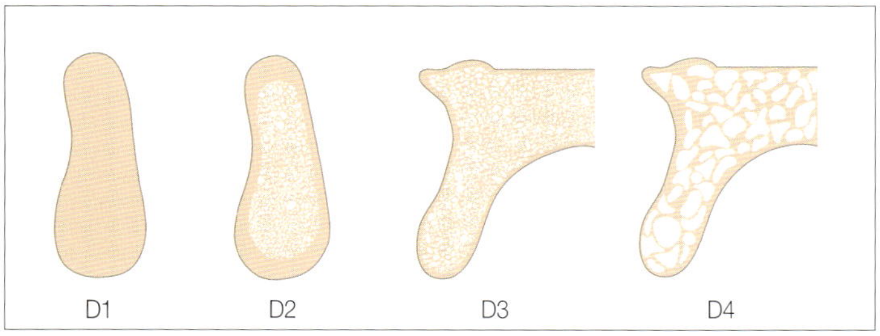

그림 3-28 Misch에 의한 골질 분류 도해
Misch CE. Divisions of available bone in implant dentistry. Int J Oral Implantol 1990;17-21.

(4) 골질 평가

임플란트 표면처리 기술의 발전으로 말미암아 초기 임플란트에서와 같이 식립부위 골밀도가 장기적인 성공요인에 미치는 영향이 상대적으로 감소되었다. 그러나 골밀도는 임플란트의 성공에 영향을 주는 요소로 알려져 있고 골밀도에 따라 임플란트 표면의 선택과 수술법의 선택에 영향을 주고 있다. 일반적으로 Lekholm과 Zarb의 골질 분류가 알려져 있으며[24], Misch는 방사선사진과 임상적으로 골의 단단함 정도를 평가하여 골질을 분류하였다(그림 3-28)[25]. 또한 CT촬영으로 측정된 CT number와의 관련성에 대해 정리하였다(표 3-3)[1].

표 3-3. Misch의 골질 분류에 따른 CT 값과의 관련성

골질 분류	Hounsfield Units
D1	≧1250
D2	850~1250
D3	350~850
D4	150~350
D5	<150

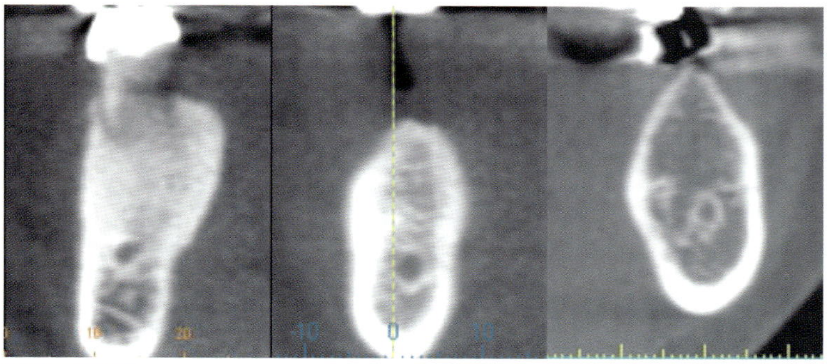

그림 3-29 악골의 횡단면상에서 골소주의 형태와 피질골의 두께 등에 대한 전반적인 관찰로 골질을 평가하는 것이 중요하다.

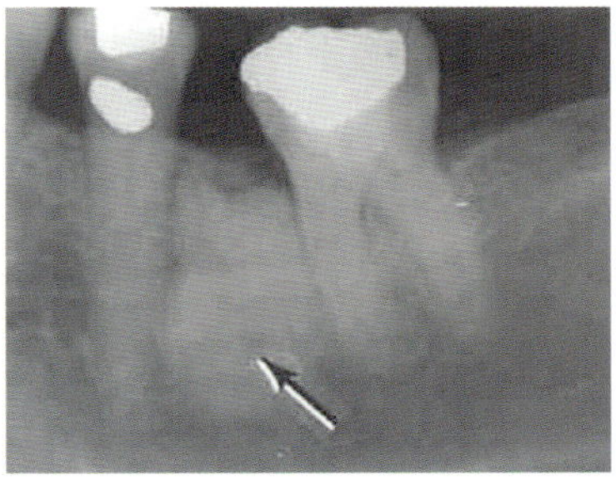

그림 3-30 발치와부위에서 관찰되는 발치와의 골화

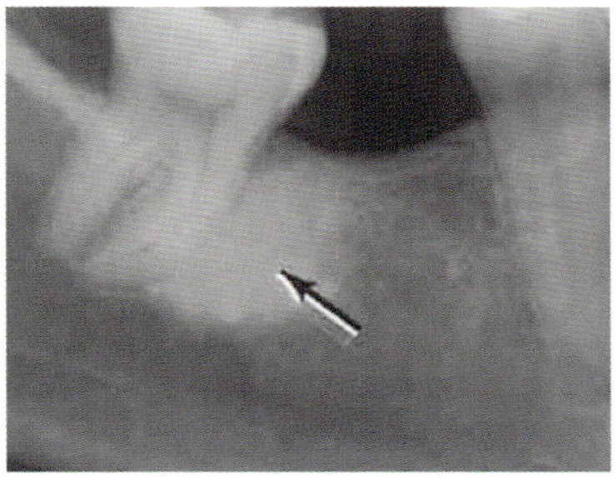

그림 3-31 치아의 생활력이나 발치 기왕력과 무관하게 골밀도가 증가된 내골증의 표준촬영 소견

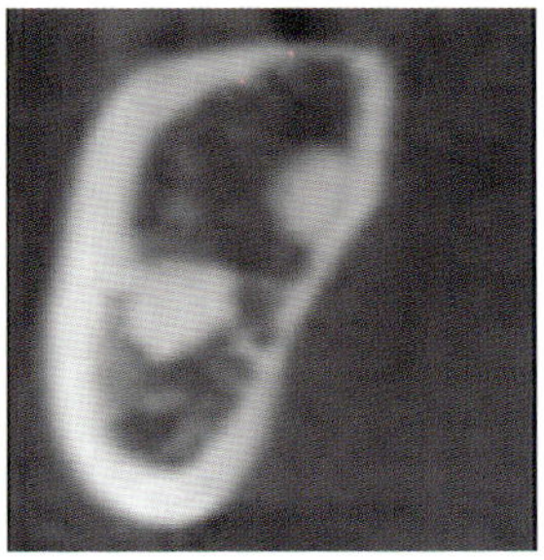

그림 3-32 내골증의 횡단면 소견

CBCT 촬영기 역시 골밀도에 대해 측정값을 나타내고 있다. 그러나 촬영원리 자체가 기존 CT와 차이를 보이고 있고 촬영기 별로 통일된 기준이 없어 기존의 CT number와 호환되지 않는다. Aranyarachkul 등은 기존 CT와 CBCT의 골밀도 측정치 간의 상관관계에 대한 연구에서 매우 높은 상관관계가 있음을 보고하였다[26]. 골밀도에 대한 평가는 단지 골밀도 수치를 참고하기 보다는 전체적인 피질골과 골소주의 형태 등을 미루어 평가해야 할 것으로 생각된다(그림 3-29).

악골내의 골소주의 특이한 골밀도 증가를 보이는 소견이 관찰될 수 있다. 생활력이 상실된 치아 하방의 경화성 골염(sclerotic osteitis), 발치와의 골화(socket sclerosis) 혹은 내골증(endostosis)의 증례를 기타 병적 증례와 감별진단 하여야 한다(그림 3-30~32).

(5) 식립각도 결정

식립각도 결정에는 중요 해부학적 구조물 뿐만아니라 보철적인 관점에서 인접치아의 경사도 및 대합치의 교합관계가 고려되어야 한다. 하악 전치부 임플란트 식립의 경우 좁은 골폭과 함께 하악골의 경사도를 고려하지 않고 식립와를 형성하는 경우 외과적 시술도중 설측 피질골의 천공과 함께 설측 구강저의 동맥 및 타액선 도관 등에 손상을 입힐 수 있다(그림 3-33, 34).

하악 구치부에 임플란트 식립을 계획할 때, 구치부에서의 하악골의 경사도 및 치조골의 흡수양상 그리고 악하선와(mandibular gland fossa)의 형태를 확인하고 식립 각도를 결정하는 것이 중요하다.

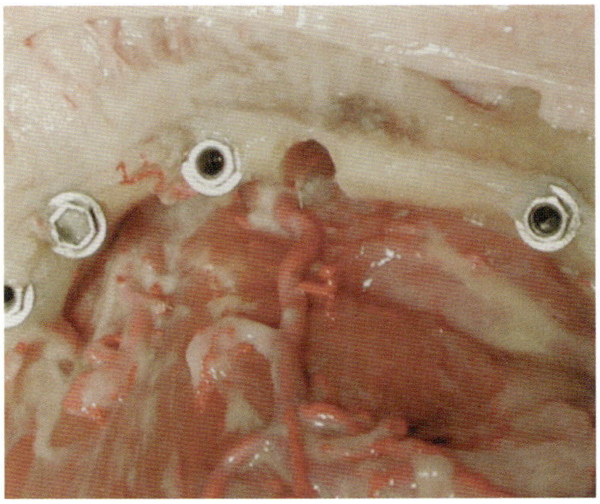

그림 3-33 하악 전치부 식립와 형성중 하악골 설측 피질골의 천공이 야기 될 경우 설측 구강저의 동맥에 손상을 입힐 수 있다.

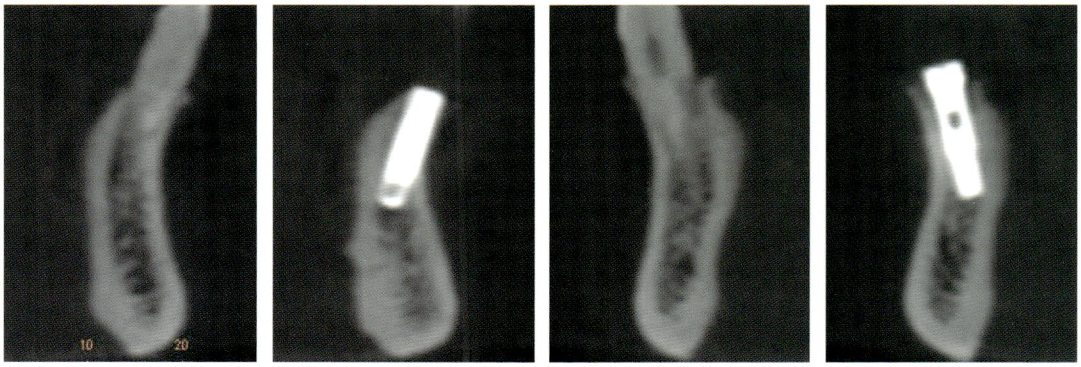

그림 3-34 하악 전치부 임플란트 식립시 식립각도 결정을 위해 악골의 단면을 확인하는 것이 중요하다.

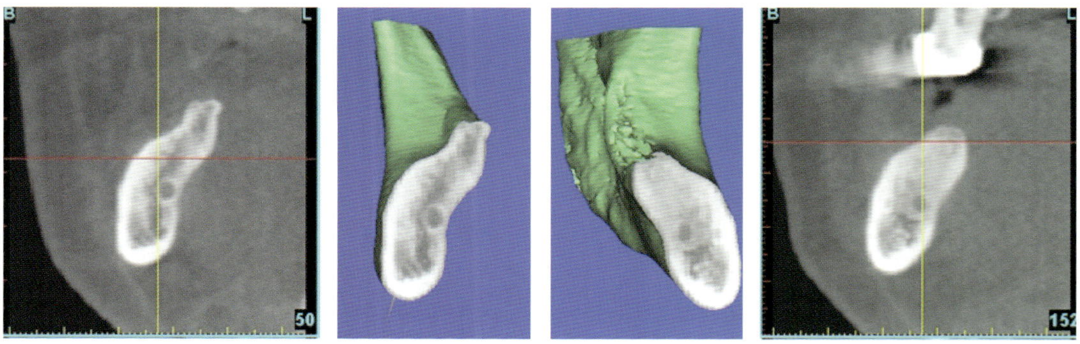

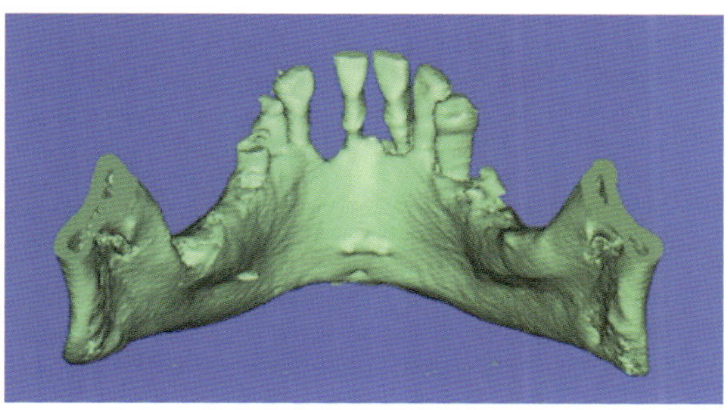

그림 3-35 하악 구치부 식립시 하악골의 경사도, 치조골의 흡수양상 그리고 악하선와의 형태를 확인하고 식립 각도를 결정하여야 한다.

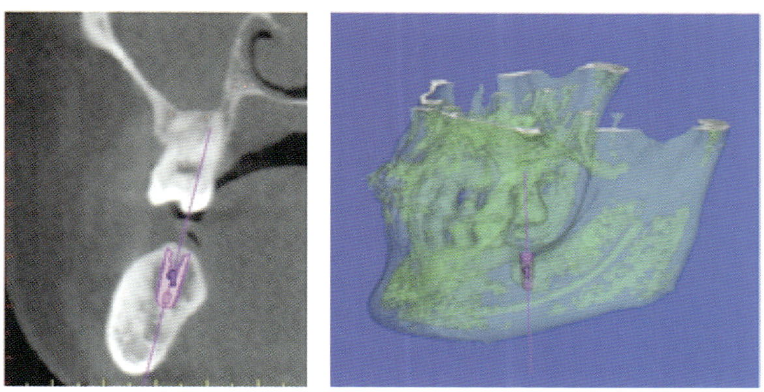

그림 3-36 임플란트 식립 각도 결정시 대합치의 경사도를 고려해야 한다.

식립 각도에 대한 확인 과정을 소홀히 한 경우 하악골 설측 피질골의 천공을 야기할 수 있다(그림 3-35).

임플란트 식립 각도는 일반적으로 대합치의 기능교두와 일치하도록 하는 것이 임플란트 부하가 주어졌을 때 유리하다. CBCT 영상을 통하여 악골에 대한 대합치의 경사도를 고려할 수 있다(그림 3-36).

(6) 해부학적 구조물 평가

① 상악동 형태

상악골 임플란트 식립을 위해서는 치조정에서 상악동저까지의 정확한 거리 계측이 중요하다. 그러므로 상악동저의 굴곡을 정확히 관찰하여야 한다. 또한 상악동내로 골이식이 시행될 경우 임플란트가 놓여질 부위의 상악골 폭경이 이식골의 골 재형성과정에 영향을 준다. 상악동의 폭경은 골이식 재료 선택에 참고사항이 될 수 있다. 상악동 거상술 등을 시행할 경우 측방창을 형성하는데 주의를 기울여야 한다. 측방창 형성시 외측벽의 두께를 관찰함으로써 외과적 기구선택에 참고할 수 있다[40].

상악동의 병리적인 변화는 점막비후 양상 혹은 분비액 저류 형태, 상악동 이공(ostium)의 건재성 그리고 상악동벽의 염증성 골변화 등을 관찰하여야 한다(그림 3-37).

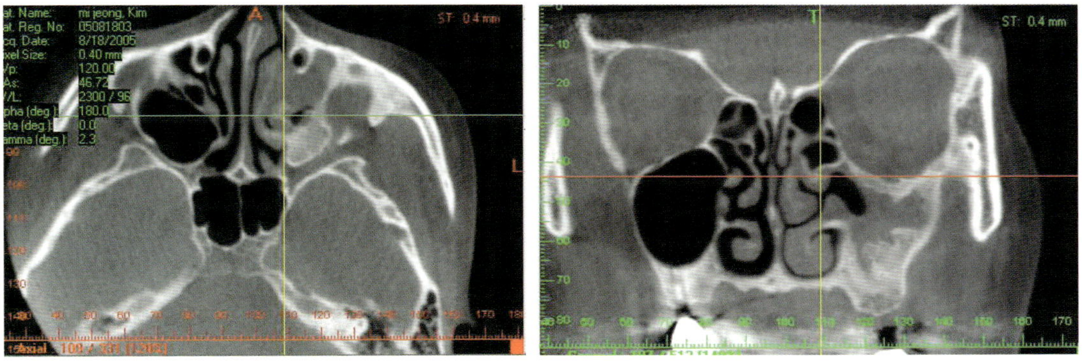

그림 3-37 좌측 상악동의 점막비후 및 상악동 벽의 염증성 변화를 관찰할 수 있다.

② 상악동 격벽

상악동 거상술 혹은 치조정접근술에 의한 상악 구치부 임플란트 식립과정에서 격벽은 종종 외과적 술식에 지장을 주는 장애물이 되기도 한다. 상악동 격벽은 상악동을 완전히 이분하는 경우도 있으나 대개는 상악동저의 굴곡 형태로 나타난다. Velasquez-Plata 등은 CT 영상을 통하여 상악동 중격의 입체적인 모양에 대해 보고하였고[27], 김 등은 한국인에서의 CT촬영시 나타난 상악동 격벽에의 빈도에 대해 보고하였다[28]. 정확한 형태 파악은 뜻하지 않은 외과적 술식의 장애물을 피하게 할 뿐만아니라 격벽을 식립에 유용하게 이용할 수 있도록 해주기도 한다(그림 3-38, 39).

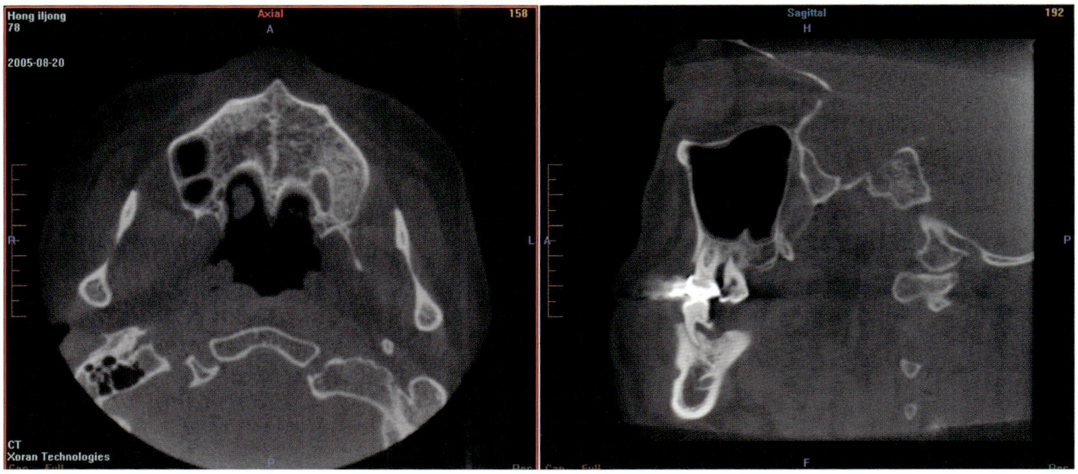

그림 3-38 CBCT에서 관찰된 상악동 격벽의 증례

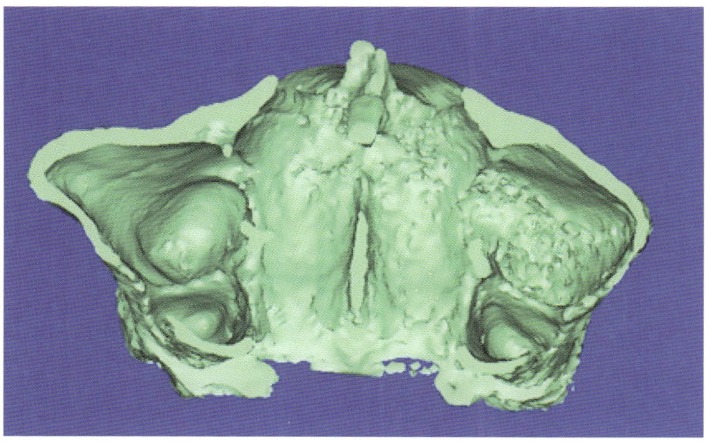

그림 3-39 상악동 격벽은 실제 상악동을 분리하기 보다는 상악동저의 굴곡형태로 관찰된다.

③ 후상치조동맥의 분지

CBCT로 촬영된 영상을 통하여 상악동 외측벽을 따라 주행하는 후상치조동맥 분지의 주행경로를 골내 절흔이나 소공을 통해 예측할 수 있었다(그림 3-40~42). 측방창 형성시 후상치조동맥의 주행가지가 손상될 경우 상악동 내측의 혈액공급에 지장을 줄 수 있고 종종 다량의 출혈이 야기되는 경우가 있어 주의를 요한다. Solar 등은 후상치조동맥의 주행이 Sinus Graft를 이용한 상악골 임플란트 식립에 영향을 줄 수 있다고 보고하였다[29]. Elian 등은 CT 영상을 통한 연구에서 80%의 후상치조동맥 분지의 주행이 상악구치부 치조정에서 15mm 상방에 위치함으로(평균 16.4±3.5mm) 측방창 형성시 상연의 위치를 15mm 높이 하방에 설정하도록 추천하였다[30]. 그러나 저자 등이 한국인을 대상으로한 CBCT 영상을 통한 조사에 의하면 상악 제 1대구치 부위에서의 평균 거리가 13.5±3.9mm로 관찰되었다[31].

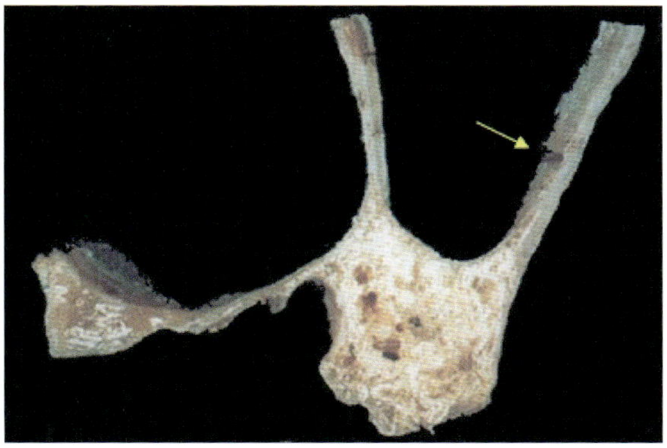

그림 3-40 후상치조동맥의 분지가 상악동 외측벽을 따라 주행하며 골내에 절흔을 남긴다.

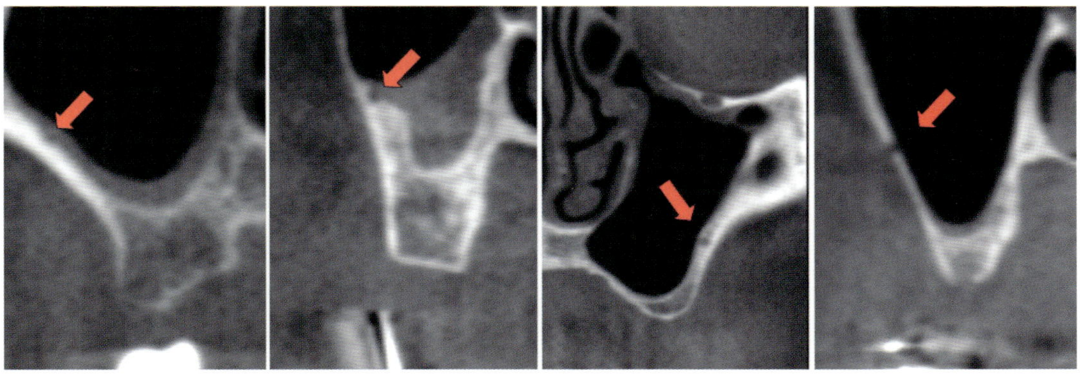

그림 3-41 CBCT 횡단면 영상에서 후상치조동맥의 분지에 의한 골내 절흔이 다양한 형태로 관찰된다.

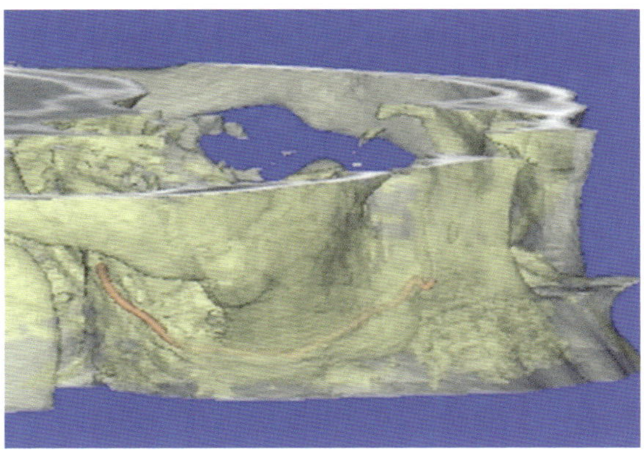

그림 3-42 CBCT 3차원 입체로 재구성된 영상에서 후상치조동맥 분지의 주행을 관찰할 수 있다.

④ 비구개관

비구개관은 그 크기와 모양은 매우 다양하다. 파노라마나 구내방사선사진에서는 협측에 있는 치조골로 인하여 비구개관이 주행이 정확히 관찰되지 않는 경우가 종종 있다. 상악중절치부에 임플란트를 할 경우에는 촉진으로 확인되는 협설 골의 양과 실질적으로 내부의 골의 양은 매우 다르게 되고 이로 인하여 골의 지지를 얻을 수 있는 양이 작다. 따라서 상악중절치부위에 임플란트를 할 경우에는 절단면영상을 얻어 협설측으로 얻을 수 있는 골의 양을 확인하는 것이 예후 판정에 유리하다.

상악 전치부 임플란트 식립시 비구개관을 침범할 수 있다. 비구개관에 침범된 임플란트로 인하여 감각이상 등의 합병증을 보이지는 않으나 임플란트 골유착에 영향을 줄 수 있으므로 필요에 따라서는 비구개관내 조직을 제거하고 골이식을 하여야 할 경우가 발생된다. 이를 위해서 임플란트 식립예정 부위의 비구개관 침범여부를 평가하는 것이 필요하다. 또한 비구개관에서의 낭 발생과 같은 병리학적 변화를 판단하는 것이 필요하다(그림 3-43).

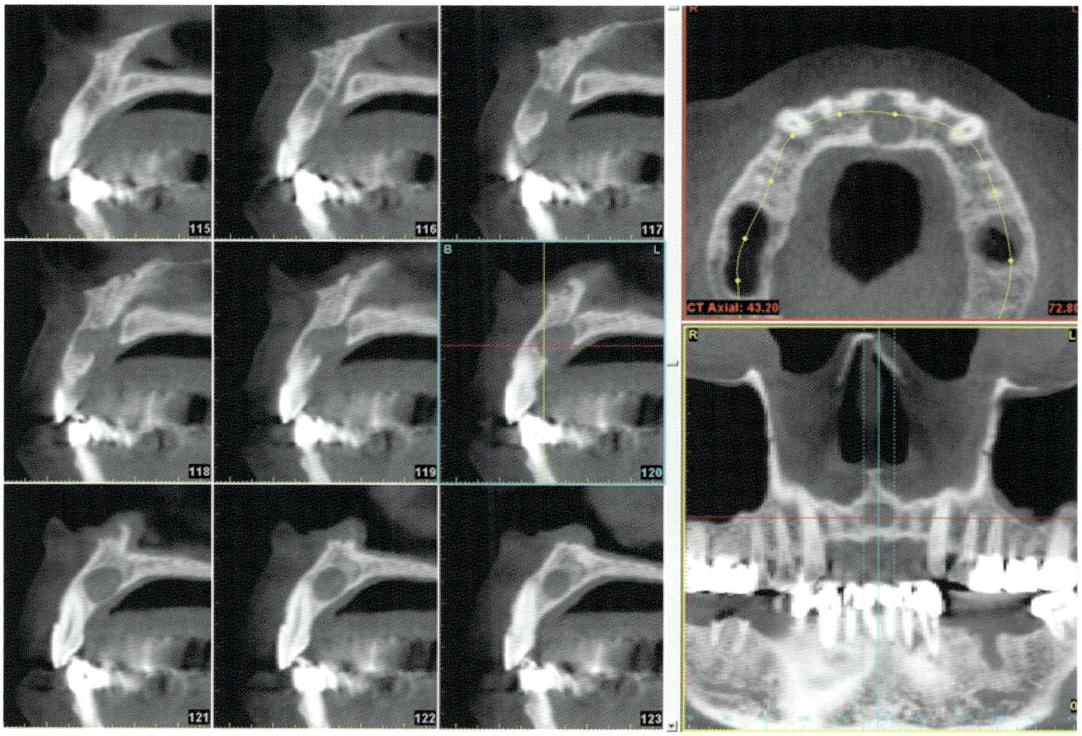

그림 3-43 CBCT에서 관찰된 비구개낭 증례 일반촬영에서 비구개관이 확대된 상이 관찰되면 CT영상을 통한 보다 면밀한 방사선학적 관찰이 필요하다.

⑤ 하악관 주행 및 분지

하악골 임플란트 식립시 하악관 주행을 관찰하는 것은 매우 중요하다. 기존 파노라마방사선사진 등에서 관찰되는 경우와 비교할 때 하악관의 주행이 비전형적인 증례를 관찰하게 된다. 하악관의 주행이 기존 하악골의 외상 혹은 성형 수술, 골내 질환 등으로 인하여 왜곡된 증례를 접하게 된다. 또한 다수의 증례에서 하악관의 분지를 관찰할 수 있으며 이중 드물게는 부근관의 형태로 하악관과 평행하게 주행한다(그림 3-44, 45). Wyatt의 보고에 의하면 부근관 형태의 분리된 하악관의 발생빈도는 1% 이내이지만 드물지는 않다고 보고하였다[32].

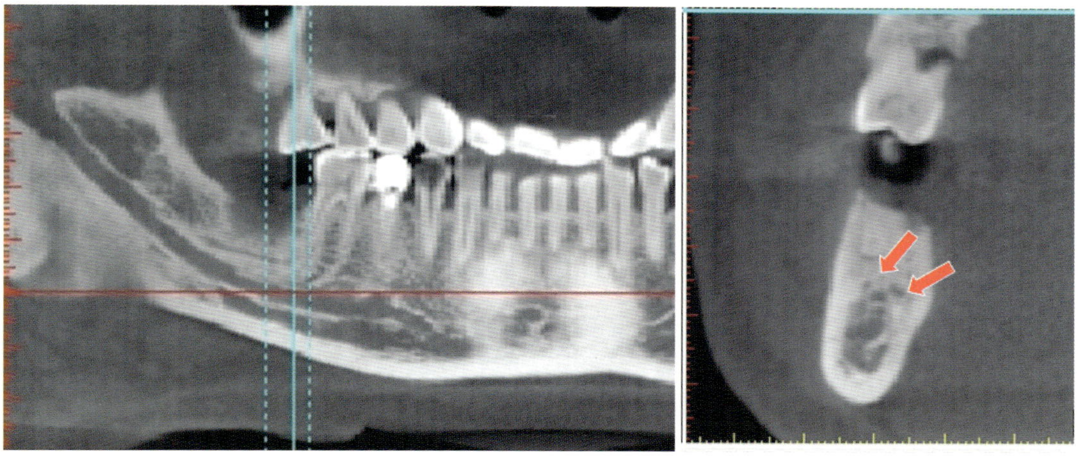

그림 3-44 하악관에서 부근관이 분리되어 주행하고 있는 증례, 부근관 이외에 또다른 분지가 관찰된다.

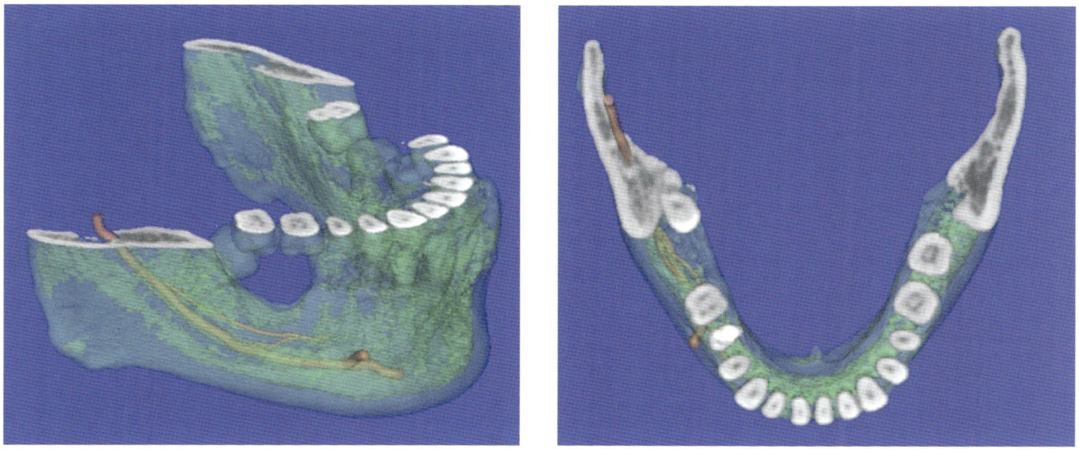

그림 3-45 CBCT 영상을 3차원 입체로 재구성한 영상에서 하악관과 부근관 그리고 또다른 하악관 분지를 관찰할 수 있다.

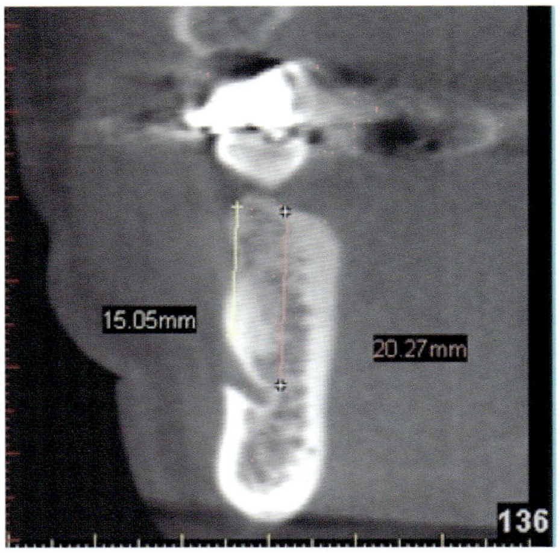

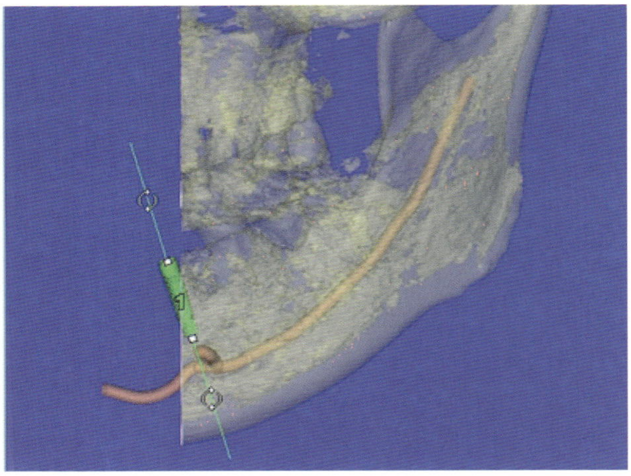

그림 3-46 임플란트 식립위치를 조절하면 이공까지의 골높이 보다 더 많은 양의 가용골량을 얻을 수 있음을 알 수 있다.

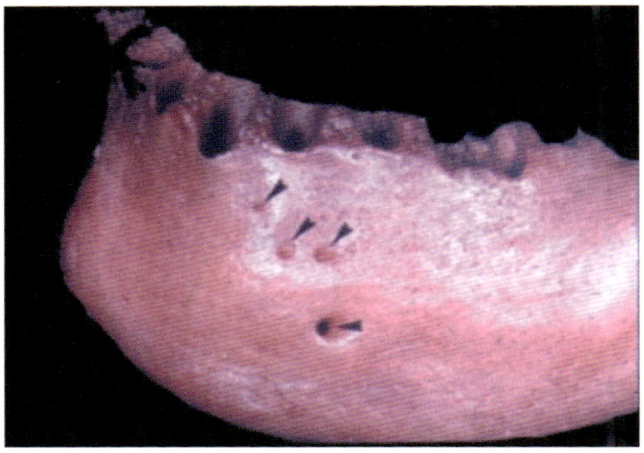

그림 3-47 이공 부위 accessory mental foramia

⑥ 이공 및 전방고리(anterior loop)

하악 소구치부 임플란트 식립시 이공 및 전방고리의 형태를 정확히 파악하는 것이 필요하다. 증례에 따라 이공과 전방고리의 형태와 크기가 다양하므로 이 형태를 정확하게 관찰하는 것이 신경손상 등의 합병증 예방과 가용골량의 충분한 활용면에서 중요하다(그림 3-46). Imada[33] 등은 CBCT를 이용하여 이공 부위에 부공(accessory mental foramia)이 3% 증례에서 관찰하였다고 보고하였다(그림 3-47).

⑦ 하악골의 절치관(mandibular incisive canal)

하악관의 주행은 이공으로 분지된 이후에도 하악골 전치부를 향해 계속된다. 증례에 따라서는 절치관 형태의 뚜렷한 관모양으로 관찰되기도 한다(그림 3-48). 하악 전치부 임플란트 식립시나 하악 정중부 자가이식 증례에서 절치관의 침범은 경우에 따라 하악 전치부 인접 치아의 감각변화를 야기할 수 있어 이에 대한 술전 방사선학적 평가가 요구된다.

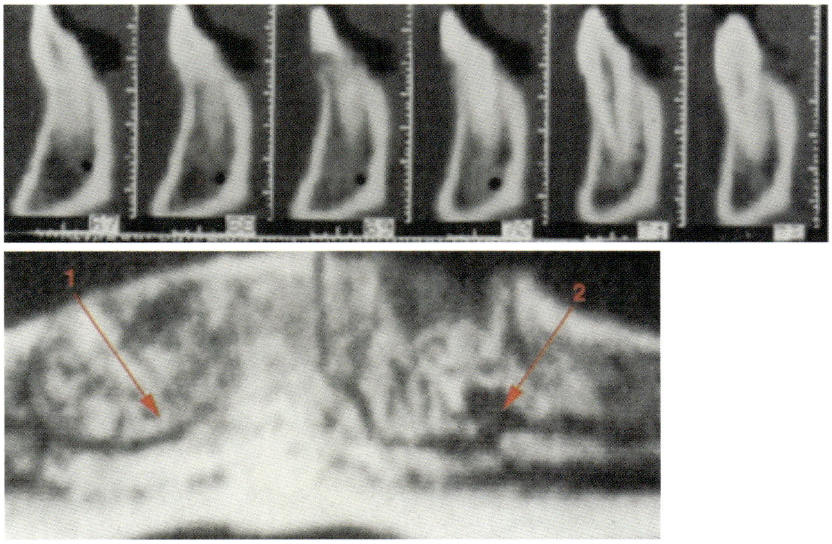

그림 3-48 CT 영상에서 하악전방부 절치관의 주행을 관찰할 수 있었던 증례

4. 임플란트시술 후의 방사선검사

임플란트 시술 후의 방사선검사에서는 임플란트 본체와 그 인접한 주위골을 확인하여야 하므로 표준촬영이나 파노라마방사선촬영이 추천된다. 이러한 방사선검사에서 술자는 골융합이 성공적으로 이루어졌는지를 확인하게 된다. 이때 이를 확인하기 위해서는 해상도가 뛰어난 표준촬영이 보다 유리하고 반드시 평행촬영법으로 촬영하여 임플란트 본체의 나사선 모양이 명확히 관찰되어야 골과 임플란트의 계면을 확인할 수 있다. 또한 보철물의 적합 후 방사선검사를 시행하여 임플란트와 상부구조의 접합을 확인하여야 한다[34].

시술 후 절단면 영상으로 확인이 필요한 경우에는 1) 일반방사선사진에서 는 이상소견을 보이지 않는 임플란트의 동요, 2) 신경성 이상 증상을 보일 경우, 3) 임플란트가 하악관이나 다른 해부학적구조물과 겹쳐 보일 경우 등을 들 수 있다.

1) 점진적인 골흡수

임플란트 부하후 점진적인 골흡수가 방사선학적 검사를 통하여 관찰될 수 있다(그림 3-50). 이러한 점진적인 골흡수는 계속적인 변연골 흡수, 골유착 소실 및 임플란트 파절 등의 순차적인 후유증으로 이어질 수 있다[35]. 부하후 1년간 변연골 흡수량은 평균 0.4~1.6mm이고, 이후 연간 평균 0.1mm 정도로 보고되고 있다[36]. 약간의 변연골 흡수는 임플란트 부하후 일반적인 현상으로 보고 되고 있으며 Zarb and Albrektsson이 제시한 임플란트 성공기준에 의하면 부하 1년이후 연간 0.2mm 이상의 변연골 흡수가 일어나지 않아야 한다고 언급하고 있다[37]. 임플란트 부하후 정기검사 과정에서 개인별로 표준화된 표준촬영을 시행함으로써 임플란

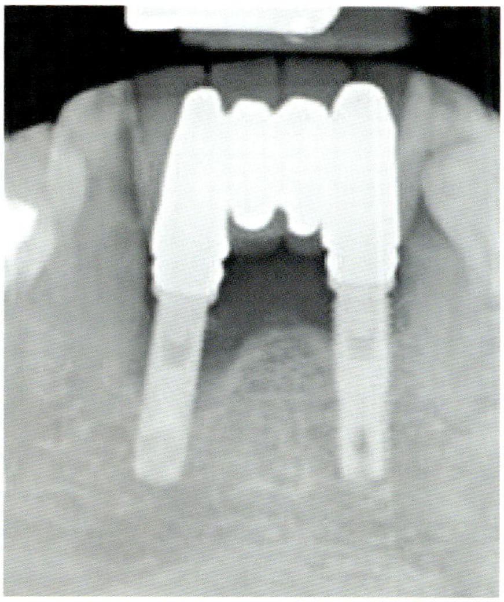

그림 3-50 정기검진 과정에서 임플란트 주변골의 골흡수에 관한 주기적인 관찰이 필요하다.

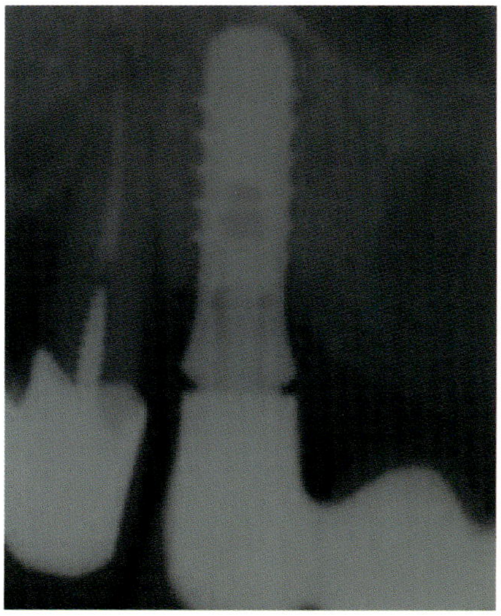

그림 3-51 보철물 적합후 방사선학적 검사에서 보철물 적합후 변연의 적합도를 확인할 수 있다.

트 주변의 변연골 흡수를 관찰할 수 있으며 이를 위하여 개인별로 표준화된 평행촬영기구가 필요하며 과도한 또는 지속적인 골흡수가 관찰된 경우 임플란트 후유증으로 간주될 수 있다[38].

2) 보철물의 부적합(prosthesis misfit)

보철물의 적합도는 성공적인 골유착을 유지하는데 필수적인 것으로 많은 연구에서 언급하고 있다. 보철물의 부적합은 스크류 나사풀림이나 파절등을 야기할 수 있다. 방사선학적 검사를 시행하는 경우 이에 대한 관찰이 필요하다(그림 3-51).

3) 스크류 나사 풀림(screw loosening) 혹은 나사 파절

스크류 나사 풀림의 발생 빈도는 1~38%로 보고되고 있다[36]. 스크류 나사 풀림 현상도 임플란트 부하후 정기관찰 과정에서 시행한 방사선학적 검사를 통해 관찰되기도 한다(그림 3-52). 물리적인 특성에 의해 스크류 나사 파절 빈도는 종종 일어나고, 임플란트 시술에서 환자와 술자 모두 스크류 나사 파절 가능성에 대해 인지하고 있어야 한다.

4) 임플란트 본체 파절(implant fracture)

임플란트 본체의 파절은 다양한 보고를 통해서 0~16% 비율로 보고되고 있다[39]. 임플란트 본체 파절의 전구 증상으로 임플란트 주위의 수직적인 골흡수 양상이 방사선사진촬영을 통하여 관찰된다(그림 3-53, 54).

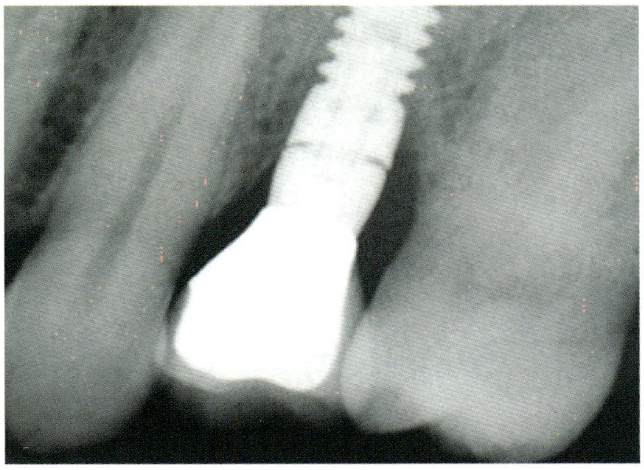

그림 3-52 정기검진과정에서 방사선촬영을 통하여 스크류 나사풀림을 관찰할 수 있다.

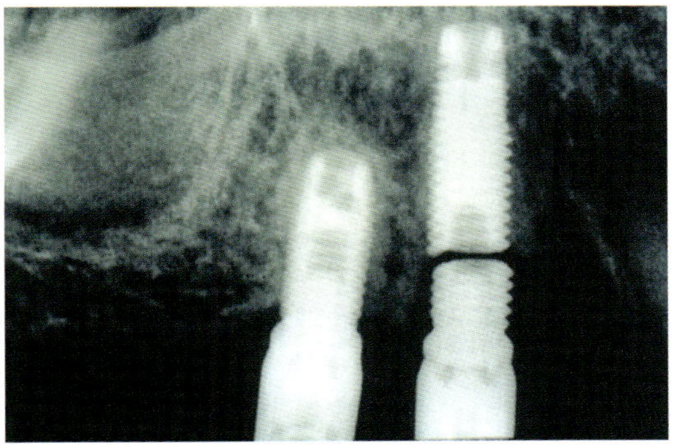

그림 3-53 임플란트 주변의 수직적 골흡수와 함께 임플란트 본체의 파절이 관찰된다.

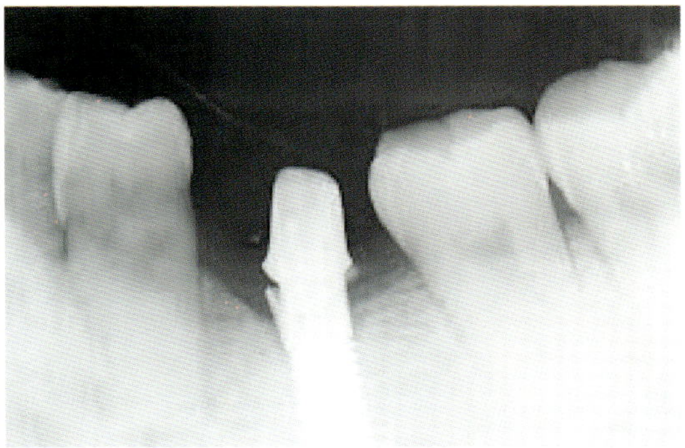

그림 3-54 internal connection 형태의 임플란트의 경우 연결부위 골흡수 양상과 함께 연결부위의 파절양상이 관찰된다.

참고문헌

1. Misch CE : Contemporary Implant Dentistry, ed 2, Missouri, 1999, Mosby.
2. Tyndall DA, Price JB, Tetradis S, Ganz SD, Hildebolt C, Scarfe WC : Position statement of the American Academy of Oral and Maxillofacial Radiology on selection criteria for the use of radiology in dental implantology with emphasis on cone beam computed tomography. Oral Surgery, Oral Medicine, Oral Pathology, Oral Radiology, June 2012, Vol. 113:6, pp. 817-826.
3. Harris D, Buser D, Dula K, Grondahl K, Haris D, Jacobs R, Lekholm U, Nakielny R, van Steenberghe D, van der Stelt P : E.A.O. guidelines fo the use of diagnostic imaging in implant dentistry. A consensus workshop organized by the European Association for Osseointegration in Trinity College Dublin. European Association for Osseointegration. Clin Oral Implants Res. 2002 Oct;13(5):566-70.

4. Frederiksen NL : X rays: what is the risk? Tex Dent J 1995;112(2):68-72.

5. Sonick Abrahams Faiella : A comparison of the accuracy of periapical panoramic and computerized tomographic radiograph in locating the mandibular canal. Int. J Oral & Maxillofacial Implants vol 9, issue 4 pp455-460, 1994.

6. 이병도: 하악관의 주행 높이에 대한 파노라마 방사선사진상의 연구. 대한구강악안면외과학회지 1999; 25 : 172-7.

7. 최갑식, 배용철, 김동윤, 손정익 : 파노라마방사선사진상의 이공에 관한연구. 대한구강악안면방사선학회지 1997; 27 : 189-220.

8. Denio D, Torabinejad M, Bakland LK. : Anatomical relationship of the mandibular canal to its surrounding structures in mature mandibles. J Endod 1992; 18 : 161-5.

9. Oliver E. : The inferior dental canal and its nerve in the adult. Br Dent J 1927; 49 : 356-8.

10. Carter RB, Keen EN. : The intramandibular course of the inferior alveolar nerve. J Anat 1971; 108 : 433-40.

11. Langlais RP, Broadus R, Glass BJ. : Bifid mandibular canals in panoramic radiographs. J Am Dent Assoc 1985; 110 : 923-640.

12. Arzouman MJ, Otis L, Kipnis V, Levine D. : Observations of the Anterior Loop of the Inferior Alveolar Canal. Int J Oral Maxillofac Implants 1993; 8 : 295-300.

13. Kuzmanovic DV, Payne AG, Kieser JA, Dias GJ. : Anterior loop of the mental nerve: a morphological and radiographic study. Clin Oral Implants Res. 2003 Aug;14(4):464-71.

14. Reddy MS, Mayfield-Donahoo T, Vanderven FJ, Jeffcoat MK. : A comparison of the diagnostic advantages of panoramic radiography and computed tomography scanning for placement of root form dental implants. Clin Oral Implants Res 1994; 5 : 229-38.

15. Tal H., Moses O. : A comparison of panoramic radiography with computed tomography in the planning of implant surgery. Dentomaxillofac Radiol 1991; 20 : 40-2.

16. 최순철 : 파노라마X선사진에서의 상악동상 대한구강악안면방사선학회지 Vol.21, No.2, 157-163, 1991.

17. Zijderveld SA, van den Bergh JP, Schulten EA, ten Bruggenkate CM. : Anatomical and surgical findings and complications in 100 consecutive maxillary sinus floor elevation procedures. J Oral Maxillofac Surg 2008; 66 : 1426-38.

18. Tatum H Jr. : Maxillary and sinus implant reconstructions. Dent Clin North Am 1986; 30 : 207-29.

19. Krennmair G, Ulm C, Lugmayr H. : Maxillary sinus septa: incidence, morphology and clinical implications. J Craniomaxillofac Surg 1997; 25 : 261-5.

20. Liang H, Tyndall D, Ludlow JB, Lang LA, Nunn M : Accuracy of mandibular cross-sectional imaging with tuned-aperture computed tomography (TACT), iteratively reconstructed TACT, and multidirectional, linear, and transverse panoramic tomography. Oral Surg Oral Med Oral Pathol Oral Radiol Endod 2001; 91: 594-602.

21. Kobayashi K, Shimoda S, Nakagawa Y, Yamamoto A : Accuracy in Measurement of Distance Using Limited Cone-Beam Computerized Tomography. Int. J Oral Maxillofac Implants. 2004; 19: 228-31.

22. 박래정, 이삼선, 최순철, 박태원, 유동수 : 임플란트 전산화단층촬영시 central panoramic curve의 변화가 하악골의 영상 재구성에 미치는 영향. 치과방사선 1998; 28: 47-58.

23. Schwartz MS, Rothman SLG, Chafetz N, Rhodes M. : Computed tomography in dental implantation surgery. Dent Clin North Am 1989; 33: 555-97.

24. Lekholm U, Zarb G : Patient selection and preparation. In Branemark PI, editor : Tissue integrated prostheses: osseointegration in clinical dentistry, pp 199-209, Chicago, 1985, Quintessence.

25. Misch CE : Classification and treatment options of completely edentulous arch in implant dentistry, Dent Today 26-30, Oct 1990.

26. Aranyarachkul P, Caruso J, Gantes B, Schulz E, Riggs M, Dus I, Yamada JM, Crigger M : Bone Density Assessments of Dental Implant Sites : 2. Quantitative Cone-Beam Computerized Tomography. Int. J Oral Maxillofacial Implants. 2005; 20: 416-24.

27. Velasquez-Plata D, Hovey LR, Peach CC, Alder ME : Maxillary sinus septa : a 3-Dimensional computed tomographic scan analysis. Int J Oral Maxillofac Implants. 2002; 17: 854-60.

28. 김민중, 조규성 : 3차원 전산화단층촬영을 이용한 한국인에서의 상악동 중격 분석: 빈도, 위치, 형태, 임상적 의의, 연세대학교 대학원 치의학과 2004.

29. Solar P, Geyerhofer U, Traxler H, Windisch A, Ulm C, Watzea G. : Blood supply to the maxillary sinus relevant to sinus floor elevation procedures. Clin Oral Impl Res 1999; 10: 34-44.

30. Elian N, Wallace S, Cho SC, Jalbout Zn, Froum S. : Distribution of the maxillary artery as it relates to sinus floor augumentation. Int J Oral Maxillofac Implants 2005; 20: 784-787.

31. 이장렬, 김현철, 박일해, 이상철 : 임플란트 식립시 상악동 점막거상술과 관련된 상악동맥 분지의 분포 대한치과이식학회지 2007; 26: 42-48.

32. Wyatt WM. : Accessory mandibular canal: literature review and presentation of an additional variant. Quintessence Int. 1996 Feb;27(2):111-3.

33. Imada TS, Fernandes LM, Centurion BS, de Oliveira-Santos C, Honóio HM, Rubira-Bullen IR. : Accessory mental foramina: prevalence, position and diameter assessed by cone-beam computed tomography and digital panoramic radiographs. Clin Oral Implants Res. 2012 Nov 21.

34. Taylor TD, Agar JR, Vogiatzi T. : Implant prosthodontics: current perspective and future directions. Int J Oral Maxillofac Implants 2000; 15: 66-75.

35. Rangert B, Krogh PH, Langer B, Van Roekel N. : Bending overload and implant fracture: a retrospective clinical analysis. Int J Oral Maxillofac Implants 1995; 10: 326-34.

36. Goodacre CJ, Kan JY, Rungcharassaeng K. : Clinical complications of osseointegrated implants. J Prosthet Dent 1999 May;81(5):537-52.

37. GA, Albrektsson T. : Consensus Report: Towards optimized treatment outcomes for dental implants. Int J Prosthodont 1998;11:389.

38. Quirynen M, Naert I, can Steenberghe D. : Fixture design and overload influence marginal bone loss and fixture success in the Branemark system. Clin Oral Implatns Res 1992; 3: 104-11.

39. Taylor T : Prosthodontic problems and limitations associated with osseointegration. Journal of Prosthetic Dentistry, 1998, 79 (1), 74-78.

40. Jang HY, Kim HC, LeeSC, Lee JY : Choice of graft material in relation to maxillary sinus width in internal sinus floor augmentation. J Oral Maxillofac Surg 2010; 68(8): 1859-68.

04 임플란트 마취법

이덕원

1. 침윤마취법

침윤마취법은 국소마취제를 침윤시켜 우리가 원하는 부위만큼 마취효과를 얻는 방법이다. 용어의 정의에 의하면 국소마취제의 침윤으로 종말 신경유리 말단부가 영향을 받으며 마취범위가 국소마취제가 축적된 부위에만 한정된다. 침윤마취법은 종종 연조직의 마취나 치은부의 수술 또는 혈관수축제를 혼용하여 지혈효과를 얻기 위하여 사용된다.

1) 마취액 주입부위에 따른 분류

① 피부내주사법(intracutaneous injection): 상피조직 내 주사하여 극히 표재성 의 마취효과를 기대한다.

② 피하주사법(subcutaneous injection): 피하조직 내 주사하여 연조직을 마취하는데 사용된다.

③ 근육내주사법(intramuscular injection): 근육 내 분포하는 신경이나 근육을 통과하는 신경 등 이 마취된다.

④ 골막하주사법(subperiosteal injection): 골막하에 약제를 주사하여 골변의 소공을 통해 골수 내에 약제를 침투시켜 골수내신경을마취시킨다.

2) 구강내 주사부위에 따른 분류

① 점막하주사법(subcutaneous or submucosal injection)
② 골막주위주사법(paraperiosteal injection)
③ 골막하주사법(subperiosteal injection)
④ 골내주사법(intraosseous injection)
⑤ 치조골간 중격내 주사법(interseptal injection)
⑥ 치근막내주사법(intraligamental injection)
⑦ 치간유두주사법(interpapillary injection)
⑧ 치수내주사법(intrapulpal injection) 등이 있다.

3) 침윤마취의 장점은

① 특별한 기구가 필요 없으며
② 시술방법이 비교적 간단하며
③ 별도의 숙달된 보조원이 필요 없으며
④ 시술시간이 짧고
⑤ 치료비가 비교적 싸다는점등이 있다.
⑥ 또한 하악 임플란트 시술시에 환자의 반응을 통하여 하치조 신경에 근접한지를 판별할수 있다.

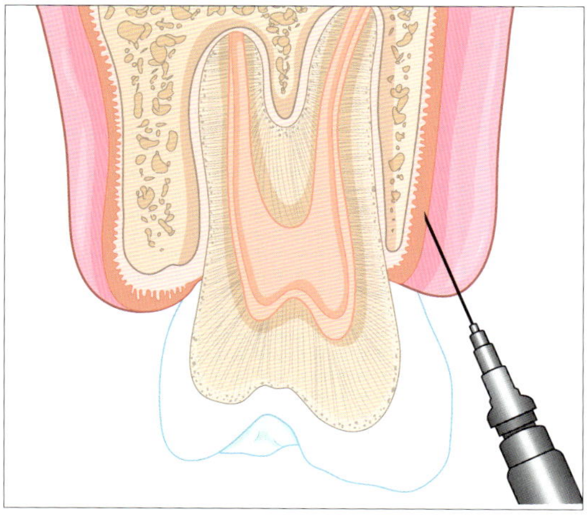

그림 4-1 점막하주사법

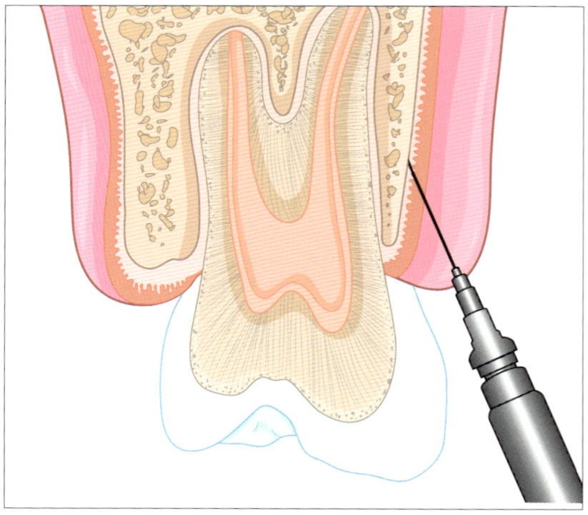

그림 4-2 골막주위주사법

2. 하악에서의 전달마취

1) 환자의 준비

마취제는 임플란트 시술을 위한 처방 계획에 따라 준비한다. 한 앰플보다는 두 앰플을 쓰는 것이 전달마취의 성공률이 더 높으므로 양측성 하악 신경 전달마취를 1:100,000 에피네프린 함유 2% lidocaine과 1:200,000 epinephrine 함유 0.5% bupivacaine과 같은 장시간 지속형 마취제를 함께 사용한다. 장시간 지속형 마취제의 사용은 다음 세가지의 장점을 가진다. (1) 추가된 마취제의 양이 하악 전달마취의 성공률을 높인다. (2) 전악 하악 임플란트 식립 수술은 최소한 두시간 이상이 소요되므로, 반복적인 마취가 덜 필요하다. (3) 추가적으로 수술 종료 후 지속시간이 한시간 이상인 장시간 지속형 마취제의 재투여는 술 후 동통을 줄여준다.

2) Akinosi technique

완전 무치악 증례는 일반적인 Halsted 치과마취시의 기준선인 교합평면과 대합되는 소구치의 위치가 없거나 부정확하므로 Akinosi technique(폐구접근법)이 선호된다. Akinoshi technique은 거의 폐구가 된 상태나 환자가 총의치를 끼고 있을 시 대략적인 수직 교합고경에서 주사된다. 환자가 마취하는 방향으로 턱을 위치시켜 주면 좀 더 용이하게 시행할 수 있다. 27gauge의 긴 바늘을 사용하며, 바닥 쪽으로 30° 정도 구부려 수평면에서의 바늘의 방향이 정중선에서 멀어지는 방향이 되게 한다. 이는 하악지가 원위부로 가면서 바깥쪽으로 벌어지기 때문이다. 주사기와 바늘은 상악 점막 치은경계부의 높이에서 교합 평면에 평행하게 위치한다. 바늘은 흡인과 주사전에 대략 전체 길이의 절반정도(25~30mm)를 삽입하게 된다. 이때 골성 표지는 없다.

Akinosi technique은 액체를 수용할 수 있는 pterygoid triangular space의 상부에 마취액이 주사되기 때문에 일반적으로 환자에게 통증을 덜 유발한다. 게다가 이 부위는 Halsted 전달마취시 바늘의 통과 위치와 비교하여 근섬유가 적어 불편감이 적게 된다. 부가적인 마취는 순설측 전정부와 목신경(C2, C3)이 분포하는 악골의 전방경계에 1:100,000 에피네프린 함유 2% 리도카인으로 침윤마취를 시행한다. 특히 이공과 정중선의 앞에서는 안면측에서, 견치부에서는 설측에서 주사된다.

3) 침윤마취와 비교한 전달마취의 장점

① 소량의 마취제로 침윤마취보다 더 광범위하고 심도 있는 마취를 할수있다.

② 마취작용시간이 보다 길다.

③ 감염부위의 침윤마취 시 있을 수 있는 감염의 확산을 피할 수 있으며 마취제의 축적으로 인한 조직변성을 예방 할 수 있다

④ 국소마취제가 수술부위에서 먼 곳에 축적되므로 수술부위의 화학적 독작용을 예방할 수 있다.
⑤ 혈관수축제에 의한 말초신경지에의 국소적인 빈혈증상을 예방하고, 수술부위의 혈액공급을 원활히 하여 해당부위의 감염발생 가능성을 감소시키며 조직의 저항력을 증강시킨다.
⑥ 자입 횟수를줄임으로써 자입에 대한외상 및 주사에 대한 공포심을 줄여줄 수 있다.

4) 침윤마취에 대한 전달마취의 단점

① 지나치게 광범위한 범위에 마취효과가 나타날 수 있다.
② 마비가 장시간 지속될 수 있다.
③ 주사침에 의하여 신경이나혈관의 손상이 빈번히 발생될 수 있다.
④ 마취액이 혈관 내에 주입될 가능성이 높다.

05

환자의 진단과 고려사항

팽준영

1. 임플란트 위험요소의 평가와 관리

임플란트와 관련된 정보가 발전함에 따라 임플란트의 절대적 금기증 또한 감소하게 되었다. 하지만, 성공적인 임플란트를 위해서는 위험요소를 수술전에 파악하고 적절한 대응을 하는 것이 불가피하다. 위험요소가 있을 경우 이를 고려한 치료계획 혹은 차선의 계획 그리고 치료일정의 변경, 임플란트의 식립위치와 식립갯수의 변경, 혹은 경우에 따라서 임플란트가 아닌 기존의 보철치료를 선택하는 것 등 치료계획의 수정을 생각해야만 한다. 위험 요소로는 전신적인 위험요소와 국소적인 위험요소로 나눌 수 있다. 전신적 위험요소는 심장질환 등의 전신질환과 질환은 아니지만, 흡연, 고령등의 임플란트의 성공에 영향을 줄 수 있는 요소를 이야기한다. Moy 등에 의하면 전신적인 위험인자 중 임플란트의 실패와 관련되어 40세 미만의 임플란트의 실패율이 8.8%였던데 비하여, 고령(60~79세)의 경우 실패율은 17.9%, 흡연(20%), 당뇨병(31.3%), 방사선치료(31.82%), 폐경기 호르몬 요법 등이 실패와 관련이 있었으며, 성별, 고혈압, 심장질환, 폐질환, 스테로이드요법, 항암치료 등의 항목은 위험요소는 아니라고 보고하였다[1].

표 5-1. 임플란트와 관련된 전신적인 위험요소

수술관련 전신적 위험요소	임플란트의 성공과 관련한 전신적 위험요소
고혈압	당뇨
심장질환(과거 심근경색 등)	흡연
내분비질환(당뇨, 갑상선질환)	두경부의 방사선치료
간질환	연령(성장기 아동 16세 이하)
혈액질환(응고장애)	골다공증
	정신적 상태

1) 전신적 위험요소

전신적인 위험요소는 수술과 관련된 전신질환과, 임플란트의 성공과 관련된 위험요소로 나눌 수 있다. 고령, 흡연, 당뇨병, 방사선조사 등은 임플란트의 성공에 영향을 미치는 전신적 위험요소라고 할 수 있으며, 고혈압, 심장질환 등은 외과적 수술 자체에 따른 위험요소로 다른 측면에서 고려해야 할 것이다.

임플란트의 절대적인 금기증은 드물지만, 구강내 수술과 관련한 일반적인 위험요소를 잘 고려하여야 한다. 수술의 적응증은 환자의 상태를 고려하여 임플란트를 성공적으로 사용할 때의 이득과 외과적 수술과정 중의 외과적 위험을 따져보고 결정해야 할 것이다.

(1) 고혈압

성인에서의 정상적인 혈압은 수축기 혈압 140mmHg, 확장기 혈압 90mmHg 이하로 이 이상의 경우 고혈압으로 진단된다. 환자의 95%이상은 원인 불명의 본태성고혈압이며 나머지는 다른 원인에 의해 나타나는 2차성 고혈압이다.

고혈압환자의 경우 수술전 수술 후의 고혈압상태에 대한 모니터링이 필요하다. 보통 140~160/90~95mmHg인 경우 특별한 문제없이 수술을 시행할 수 있고, 160~190/95~110mmHg의 경우 stress reduction 을 위한 전 투약 후에 다시 평가하여 계속 높을 경우 치과 치료를 연기하거나 담당내과의사에게 협진을 하여야 한다.

술전에 혈압과 환자의 상태를 잘 파악하는 것이 중요하다. 불안을 감소시키는 것이 중요하며, 통증을 최소화 하는 것이 매우 바람직하다. 경도 내지 중등도의 수술전 고혈압은 가끔 midazolam 같은 항불안제의 투여가 도움이 된다.

전달 마취시에도 흡인을 하여 혈관내로 마취액이 들어가는 것을 예방하며, 통증을 최소한으로 하도록 한다. 수술전에 어느정도 혈압이 조절되었다면 혈관수축제를 사용하여 마취시간을 충분 확보하는 것이 혈관수축제가 들어가지 않은 마취제를 사용하였을 때 마취가 충분하지 않거나 수술 중에 국소마취가 회복되는 것 보다는 더 유리하다.

시술 중 급격한 혈압상승에 동반된 두통, 현기증, 구토 등이 발생할 수 있으며, 뇌출혈 등을 일으킬 가능성이 있는 위험한 상태에 빠질 수 있다. 이런 경우 조속히 치료를 중단하고 환자에게 안정을 취하며, vital sign을 감시한다.

표 5-2. 국제 고혈압학회(WHO/ISH)의 분류

혈압(mmHg)	Grade 1	Grade 2	Grade 3
수축기(SBP)	140-159	160-179	180 이상
이완기(DBP)	90-99	100-109	110 이상

(2) 심내막염의 예방

세균성 심내막염은 심장의 판막이나 심내막 표면의 감염을 야기 한다. 치과 치료후의 심내막염은 a-hemolytic(viridans)streptococci와 관련이 있으며 그밖에도 staphylococcus와 혐기성 세균들이 관여한다.

2007년 미국심장학회에서 발표한 내용을 바탕으로 심내막염에 대한 예방적 항생제가 추천되는 경우를 다음과 같이 수정하였다.

심내막염의 예방을 위해 추천되는 항생제와 사용법은 표 5-4와 같다.

표 5-3. 치과치료시 예방적항생제 처방이 추천되는 경우

1. 인공심장판막 이나 심장판막의 치료를 위한 인공물
2. 이전에 감염성심내막염이 있었던 환자
3. 선천성 심장질환(CHD, congenital heart disease)*
   교정되지 않은 청색증을 동반한 선천성 심장질환
   인공장치로 완전히 교정된 환자에서 6개월 이내
   교정된 선천성 심장질환환자에서 인공 장치나 장치 주변의 결손부가 남아 있는 경우
4. 심장 판막병변이 발생한 심장이식환자

*선천성 심장질환의 경우 이상의 경우 이외에는 예방적 항생제의 투여가 더 이상 추천되지 않는다.

(3) 항응고제 투여환자

환자들이 주로 많이 투여받고 있는 항응고제로는 와파린계열의 약물과 아스피린으로 대표되는 항혈소판제재의 약물이 있다. 심방세동, 뇌경색, 인공판막치환술 등의 기왕력이 있는 환자의 경우 항응고제재의 약물을 복용하게 되는데, 이러한 약물을 복용할 경우 임플란트 수술 후의 출혈 경향이 높아질 수 있어 주의를 요한다.

표 6-4. 예방적 항생제의 투여방법

Situation	Agent	Regimen: Single Dose 30 to 60 minBefore Procedure	
		Adults	Children
Oral	Amoxicillin	2g	50mg/kg
Unable to take oral medication	Ampicillin OR Cefazolin or ceftriaxone	2 g IM or IV 1 g IM or IV	50 mg/kg IM or IV 50 mg/kg IM or IV
Allergic to penicillins or oral ampicillin	Cephalexin* OR Clindamycin OR Erythromycin or clarithromycin	2g 600mg 500mg	50mg/kg 20mg/kg 15mg/kg
Allergic to penicillins or ampicillin and unable to take oral medication	Cefazolin or ceftriaxone OR Clindamycin	1 g IM or IV 600 mg IM or IV	50 mg/kg IM or IV 20 mg/kg IM or IV

* 이에 해당하는 다른 cephalosporin도 가능하다.

① 와파린 복용환자

보통 환자는 혈관내에서의 혈액응고를 예방하기 위해, prothrombin time을 정상의 2~2.5 배 정도 길어지도록 유지하는 용량을 투여받는다. 혈액응고 인자인 II, VII, IX, X의 농도를 감소시키게 된다. 와파린의 수술 전 중단에 관해서는 담당의사에게 협진으로 문의하여 결정하며, 보통 수술 전에 정상의 1.5배 정도가 되도록 조절하며, 수술 2일 전부터 용량을 조절하도록 환자에게 담당의사가 교육하게 된다. Prothrombin time은 INR(international Normalized Ratio)를 기준으로 조절한다. 혈전의 예방을 위해서는 보통 2~3 정도로 유지하며, 심장의 인공판막을 가진 환자의 경우 2.5~3.5로 유지한다. 보통 발치의 경우 INR이 2.0~3.5 사이의 경우에도 특별한 합병증 없이 가능하나, 좀더 복잡한 구강내 수술의 경우 출혈을 줄이기 위해 1.6~1.9 정도로 조절이 필요하다. 미국치과의사 협회에서는 와파린투여 환자의 치과치료에 관하여 INR이 3.5 미만이면 보존수복, 스케일링, root planning 등은 가능하고, 2.5에서부터 소수의 임플란트 식립, 치근절제술 등이 가능하다고 하였다. 하지만 전악발치나 다수의 임플라트 식립은 INR을 1.5까지 줄인 다음 시술할 것을 권하고 있다[3].

② 항혈소판제재 복용환자(아스피린)

통상적으로 아스피린을 복용하고 있는 환자의 경우 수술전에 2~5일 정도 아스피린을 중단하는 것이 권해진다. 하지만, 중단에 의한 색전증의 발생 가능성으로 중단없이 혹은 한가지 약물만 중단하고 치과치료를 받도록 하는 경우도 있어 담당의사의 소견을 들은 후에 그에 따라 결정하는 것이 필요하다. 고혈압 환자의 경우 다른 특별한 심장질환 없이도 아스피린을 복용하는 경우에는 수술 전에 중단하는 것으로 다른 합병증을 유발할 가능성이 적어 응급 수술이 아닌 임플란트 수술의 경우 중단하는 것이 보편적이다.

(4) 당뇨병

당뇨 환자의 경우 미세혈관장애가 있고, 합병증과 치유지연의 가능성이 높아 당뇨 자체가 수술의 금기증은 아니나 잘 조절되지 않는 환자의 경우, 수술을 피하도록 한다.

수술 전후의 혈당은 140~180mg/dl, HbA1c $<$ 7% 로유지 하는 것이 좋으며, 만약 잘 조절되지 않는 경우 (공복혈당 $>$ 180 gm/dl, HbA1c $>$ 10 %)에는 조절 후에 수술을 하는 것이 추천된다. Moy[1] 등에 따르면 당뇨병 환자는 임플란트의 실패가 통상의 3배이상이라는 보고가 되어, 흡연과 함께 중요한 전신적인 위험요소로 판단된다. 수술전에 당뇨의 조절이 필요하며, 수술전에 예방적 항생제의 투여와 구강케어 그리고 수술전 chlorohexidine gargling등을 통한 감염의 예방과 수술 후 좀더 자주 외래 체크를 하는 것이 추천된다.

(5) 갑상선 기능이상

최근 갑상선의 질환으로 치료받고 있는 환자가 증가하고 있다. 내분비 질환 환자중 두번째로 흔한 질환이다. 갑상선의 주된 기능은 갑상선 호르몬인 thyroxine(T4)의 생산과 분비로서, 갑상선 호르몬은 탄수화물, 단백질, 지방의 대사를 조절하는 역할을하고 다른 호르몬인 catecholamine과 성장호르몬의 작용을 강화시킨다.

갑상선 기능항진증의 경우 anxiety, irritability, hyperactivity, 불면증, 고혈압, 맥박의 증가와 안절부절하지 못하고, 더위를 참지 못하며, 다한증과 근육의 약화, 설사, 식욕과다, 체중감소 등의 다양한 증상이 나타나며, atrial fibrillation, angina 등의 심장증상을 나타낸다.

갑상선 기능저하의 경우 대사율이 떨어지게 된다. 환자는 추위를 참기 힘들며, 피로, 체중증가 등의 증상등이 나타난다. 갑상선 질환을 가지고 있거나, 갑상선의 치료를 받은 후 약물을 복용하고 있는 환자의 경우 환자의 상태에 대한 담당 내과의사의 소견을 확인한 후에 수술에 들어가는 것이 필요하다.

(6) 간질환

간질환 환자의 경우 수술의 위험도를 증가시키는 것으로 간경화증을 들 수 있다. 간경화증 환자의 경우 혈소판수의 감소로 인하여 출혈의 가능성이 높아진다. 혈소판 수에 따라 소수술인 임플란트 수술을 위해서는 50,000/ml 이상을 유지하는 것이 추천되며, 이하일 경우 혈소판을 수혈하고 임플란트 식립술을 할 수 있다. 이런 경우 수혈이 가능한 종합병원에서 시행하는 것이 안전하다. 또한 간질환을 가진 환자의 경우 수술 후 투약등을 주의하여야 하기 때문에 수술전에 담당내과의사에게 협진을 의뢰하여 환자의 상태에 대해 충분히 파악하여야 한다.

(7) 골다공증

골다공증은 골량의 감소등으로 임플란트의 위험요소로 여겨져 왔다. 그러나 골다공증환자에서 임플란트의 실패가 높다는 과학적인 근거가 되는 보고가 부족하고, 논란이 되는 부분이 있다. Holahan[4]등은 흡연과 임플란트 실패율은 명확한 개연성이 확인되지만, 골다공증은 연관이 없었다고 보고하고 있으며, Neukam[5]등도 임플란트의 실패와의 관련은 확인되지 않으나, 임플란트 주위의 골흡수와의 관련은 확인된다고 하였다. Alssadi[6]등은 골다공증의 환자에서 실패율이 높다고 보고하여 의견이 달랐다. Shibli[7] 등의 보고에 따르면, 제거한 임플란트에서 골다공증 환자와 골다공증이 없는 환자에서 bone-implant contact의 비율이 통계적으로 차이가 없었다고 하여, 조직학적으로 골다공증환자에서 임플란트 시술이 비적응증이 되지 않는다고 하였다. 따라서 골다공증 환자의 경우 골다공증 자체가 임플란트시술의 금기증이 되지는 않는다고 판단되나 환자에게는 상태에 대한 설명이 충분히 이루어져야 한다. 하지만, 비스포스포네이트를 복용하는 환자의 경우 비스포스포네이트 관련 골괴사증의 발생가능성이 충분히 있기 때문에 병력의 청취와 필요한 경우 비스포스포네이트관련 골괴사에 경험이 많은 의사에게 의뢰하는 것이 바람직하다.

① 비스포스포네이트 복용환자

비스포스포네이트를 복용하고 있는 환자에서의 임플란트 식립에 대해서는 아직 충분한 보고가 이루어 지지 않은 상태이다. 비스포스포네이트를 투여받고 있는 환자의 경우 악골괴사의 가능성이 높으며, 주로 발치와 관련되어 발생하는 것으로 많은 보고가 이루어 지고 있다. 일단 발생할 경우 치료가 장기화되며, 쉽게 치료되지 않는다는 점 때문에 관심을 받고 있다. 주로 정맥주사를 통해 비스포스포네이트를 투여받고 있거나, 스테로이드를 같이 투여받는 환자에서 잘 발생하는 것으로 되어 있으며, 구강으로 투여받는 경우에는 3년 이상 투여받았을 경우에 발생이 증가하는 것으로 되어 있으나, 정맥 투여 환자에 비해서는 발생율이 낮은 것으로 되어 있다. 구강으로 투여 받는 환자의 경우 임플란트를 식립한 후에도 실패율에 유의한 차이가 없다는 보고도 있으나, 광범위한 연구가 필요한 상태이다. 발치와는 달리 임플란트의 식립은 환자의 구강기능을 향상하기 위한 추가적인 치료이기 때문에 임플란트 식립 후에 발생하는 골괴사증은 의사의 판단이 더욱 중요

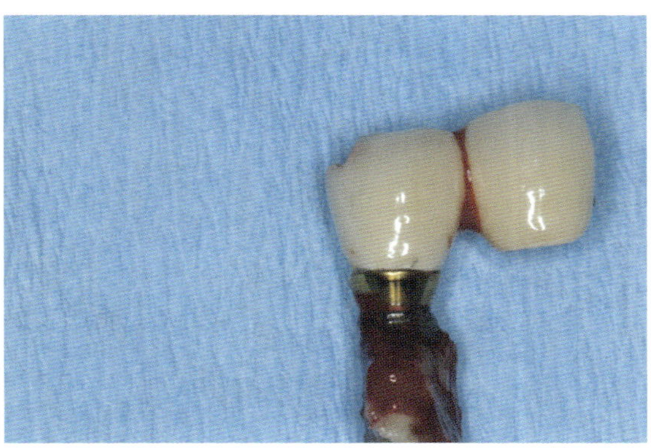

그림 5-1 비스포스포네이트 관련 골괴사로 제거한 임플란트와 임플란트 주변의 괴사골

할 수 있어 법적인 문제를 고려하여 신중하게 식립하는 것이 요구된다.

② 흡연

일반적으로 흡연자의 경우 술후의 합병증과 불량한 치유를 보일 위험이 높아지는 것으로 알려져 있다. 흡연의 전신작용으로는 다형백혈구의 기능을 떨어뜨리고, 면역기능을 감소시키고, 혈류속도를 떨어뜨리게 된다. 또한 국소적으로 혈관의 수축작용을 나타내게 되어 혈류장애를 초래하게 된다. 치과 임플란트의 경우에도 마찬가지여서 임플란트의 실패 가능성도 높은 것으로 알려져 있다. 수년간 담배를 피운 환자의 경우 연조직과 경조직에의 혈류공급이 감소되어 있고, 술후의 감염의 위험성도 높다. Bain[8].등은 임플란트 실패율이 5.9%였던 것에 비해 흡연자에서는 실패율이 2배 정도인 11%로 높다고 보고하였으며, Sanchez-Pees 등은 전체의 실패율이 9.7%인데 비하여 흡연자는 15.8% 그리고 하루 20개피 이상의 heavy smoker의 경우 실패율이 30% 이상이라고 보고하였다[9].

환자로 하여금 담배를 줄이거나 끊도록 하여 적어도 임플란트 수술 1개월전 그리고 적어도 수술 후 2주간은 담배를 중단할 것으로 권한다.

③ 성장기의 아동

성장기 아동에 있어서 임플란트의 식립시기에 관해서는 충분한 논의가 이루어지지 않은 상태이지만, 대체로 성장이 끝난 후에 임플란트를 식립하는 것으로 여겨진다. 상악악골의 성장은 3차원적으로 일어나며, 악골전체의 이동과 함께, 악골의 표면에서 이루어지는 골 침착과 흡수의 연속적인 과정이다. 따라서 성장중 임플란트의 식립은 악궁내에서 원래의 위치를 유지하기 어려워 질 수 있다. 이러한 현상은 성장이 많이 남아있는 경우 더욱 심하게 된다. 하지만, 환자의 성장이 어느정도 예측가능하다면, 환자의 상태 등 여러가지를 고려하여 임플란트의 식립을 계획해야 할 것이다. 악궁내에서의 위치가 어느정도 예상된다면, 성장이 거의 끝나는 시점에 임플란트를 식립하고, 임시보철물로 유지 하다가 성장 완료후에 최종 보철물을 제작하는 것에 관해서도 충분히 고려할 수 있으나, 이를 위해서는 술자의 충분한 경험과 환자와 보호자의 이해와 장기간의 추적이 필수적이다.

④ 이갈이가 심한 환자

이갈이는 그 자체로는 임플란트 치료의 비적응증이 아니나 임플란트의 치료계획에는 영향을 미칠 수 있어 치료전에 이갈이의 유무와 양상을 파악하는 것이 중요하다. 구치부의 비기능교두의 마모나 전치부의 attrition 등도 중요한 증상이나, excursion 시에 구치부의 접촉이 없다면, 구치부에의 영향은 덜하다고 할 수 있다. 진동감(fremitus)같은 것이 있을 경우 특정치아의 과도한 교합력을 의심할 수 있다. Cervical erosion 의 경우에도 이갈이의 증상으로 나타날 수 있어 이갈이와의 관련성을 의심해 보아야 한다. 과도한 교합력에 의해 발생한 cervical erosion 의 경우 cervical abfraction으로 불리어진다.

2) 국소적 위험요소

국소적 위험요소는 임플란트의 성공과 관련이 있다. 임플란트를 식립하여 사용할 부위가 임플란트의 성공을 위협한다면 이를 개선시킨 후에 임플란트를 진행하여야 할 것이다. 구체적인 부분은 각 장에서 언급될 예정으로 여기서는 치료 계획시에 고려해야할 요소에 관하여 개괄적으로 살펴볼 예정이다.

(1) 악골의 상태

① 충분하지 못한 골량

적절한 길이의 임플란트를 식립할 수 있을 정도의 골 높이를 확보하는 것이 필요하다. 최근 6~7mm 정도의 짧은 임플란트가 나와 있기는 하지만, 구치부에서 상악은 상악동과의 거리(8~10mm), 하악은 하치조 신경과의 거리(10~12mm)가 충분하여야 하며, 충분한 거리를 확보할 수 없을 경우 골이식등을 통한 치조골 재건을 고려하여야 한다. 골폭의 경우에도 임플란트의 협설측으로 충분한 골폭(1~2mm 이상)을 확보할 수 있어야 장기적인 성공을 예상할 수 있어 충분한 골폭이 확보되지 않을 경우 다양한 방법(ridge splitting, bone graft 등)에 의한 조건의 개선을 통하여 임플란트 식립을 계획해야 할 것이다. 여기에 대해서는 뒤에 자세히 설명될 예정이다.

② 주변조직의 병변

상악동이식술이 필요한 경우 상악동내의 병변이 있는지 검사가 필요하다. 상악동 병변의 검사는 일반적인 파노라마 방사선 사진이나 Water' s view로도 구분이 가는 경우도 있지만, 컴퓨터 단층촬영을 통해서 정확한 상태를 진단할 수 있어 CT의 촬영이 추천된다.

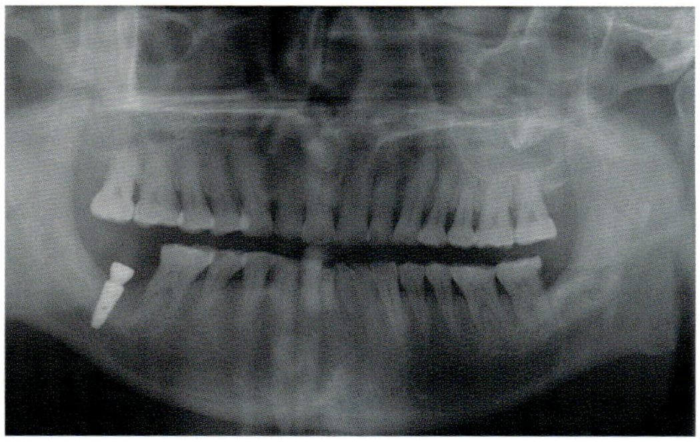

그림 5-2 하치조 신경과의 거리를 고려하지 않는 상태에서 식립하여 하치조신경을 관통하여 식립된 경우

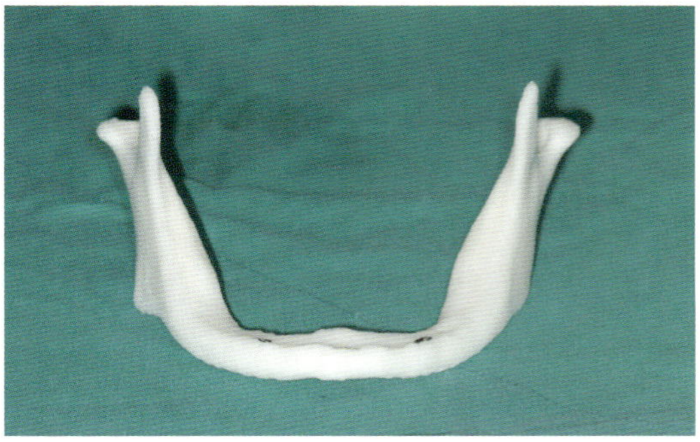

그림 5-3 극단적으로 퇴축된 하악골의 경우 골이식을 하더라도 임플란트의 성공을 예상하기 힘들다.

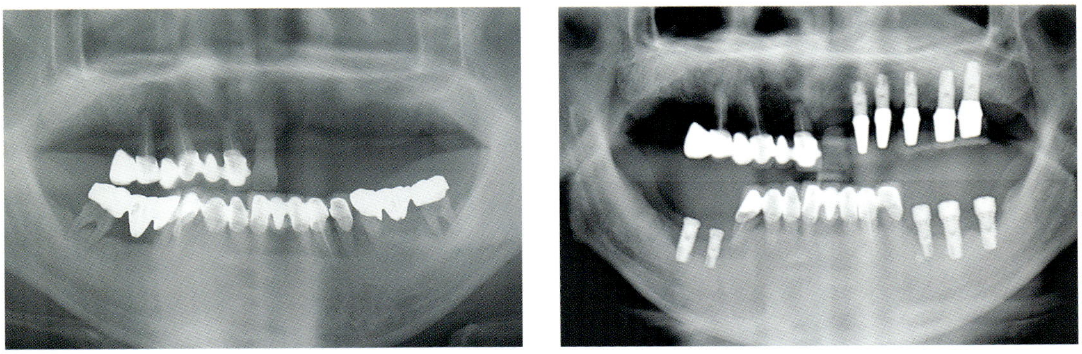

그림 5-5 임플란트 식립전 치주염이 심한 환자에서 식립직 후 임플란트 주위의 심한 골흡수가 관찰된다.

③ 치주질환

치주질환으로 인한 주변 치아의 심한 치조골 소실이나 치태조절이 잘 되지 않는 환자의 경우 임플란트 식립에서 위험요소가 될 수 있다. 치주질환에 의한 치아 상실 후 임플란트 식립에서도 성공율에서는 차이가 없는 결과가 보고되고 있으나, 임플란트 주위염의 발생은 증가(특히 흡연과 동반된 경우)하는 것으로 보고되어 임플란트 식립후의 관리에서 위험요소가 될 수 있다.

2. 임플란트의 적응증과 금기증

1) 임플란트의 적응증

임플란트의 적응증은 임플란트가 개발된 초기에는 무치악 환자를 대상으로 하였지만, 소수치아의 결손에서 단일치아의 결손까지 거의 모든 구강내 치아 결손이 적응증이 된다. 이를 정리해보면 다음과 같다.

표 6-5. 임플란트의 적응증
1. 치아상실에 의한 기능장해
2. 1-2개의 치아 결손으로 인접치의 삭제를 통한 기존보철물(Bridge)를 희망하지 않는 경우
3. 악골흡수가 현저하여 의치의 유지 안정을 얻을 수 없을 경우
4. 구순구개열, 외배엽이형성증 등의 선천성 치아결손
5. 가철성 보철물의 장착이 곤란할 경우(구토반사, 심리적 거부감 등)
6. clasp 등에 의한 심미적인 이유로 가철성 보철물을 거부할 경우
7. 가철성 보철물에 의한 발음 및 미각 장애를 호소하는 경우

2) 임플란트의 금기증

절대적 금기증으로는 전신상태가 좋지 않아 외과치료를 받을 수 없을 경우, 정신과적인 문제를 가지고 있거나, 임플란트에 대한 과도한 기대나, 시술 후의 환자의 반응을 예측할 수 없는 경우, 약물중독, 턱의 병변으로 이에 대한 치료가 우선시 되는 경우등을 들 수 있다. 국소적인 금기증으로는 임플란트를 식립하기 위한 악골의 양이 부족한 경우로 악골의 폭이 5mm 이하이거나, 수직높이가 8~10mm 이하인 경우는 그 상태로는 임플란트를 식립할 수 없기 때문에 금기증이라 할 수 있으나, 골이식 등의 재건술을 통하여 극복할 수 있는 경우가 많아 금기증이라기 보다는 위험요소로서 처치가 필요하다고 할 수 있다. 하지만, 치조골 재건 후에도 임플란트를 식립할 충분한 골량을 얻을 수 없을 정도의 악골 결손의 경우 다른 보철적 치료법을 고려하는 것이 좋아 임플란트의 금기증이라 할 수 있다.

표 5-6. 임플란트의 금기증

1. 외과적 수술을 받을 수 없는 전신상태
2. 정신과적 질환을 가지고 있거나, 임플란트에 대한 과도한 기대를 가진 경우
3. 잔존치조골이 양적으로 부족하여 임플란트를 식립할 수 없는 경우(하악골 전체의 결손)
4. 검사에서 턱의 병변이 확인된 경우

참고 문헌

1. Moy PK, Medina D, Shetty V, Aghaloo TL. Dental implant failure rates and associated risk factors. …&maxillofacial implants 2005.

2. Wilson W, Taubert KA, Gewitz M, Lockhart PB, Baddour LM, Levison M, Bolger A, Cabell CH, Takahashi M, Baltimore RS, Newburger JW, Strom BL, Tani LY, Gerber M, Bonow RO, Pallasch T, Shulman ST, Rowley AH, Burns JC, Ferrieri P, Gardner T, Goff D, Durack DT, American Heart Association Rheumatic Fever Endocarditis and Kawasaki Disease Committee, American Heart Association Council on Cardiovascular Disease in the Young, American Heart Association Council on Clinical Cardiology, American Heart Association Council on Cardiovascular Surgery and Anesthesia, Quality of Care and Outcomes Research Interdisciplinary Working Group. Prevention of infective endocarditis: guidelines from the American Heart Association: a guideline from the American Heart Association Rheumatic Fever, Endocarditis, and Kawasaki Disease Committee, Council on Cardiovascular Disease in the Young, and the Council on Clinical Cardiology, Council on Cardiovascular Surgery and Anesthesia, and the Quality of Care and Outcomes Research Interdisciplinary Working Group. Circulation 2007;116:17361754.

3. Herman WW, Konzelman JL, Sutley SH. Current perspectives on dental patients receiving coumarin anticoagulant therapy. The Journal of the American … 1997.

4. Holahan CM, Koka S, Kennel KA, Weaver AL, Assad DA, Regennitter FJ, Kademani D. Effect of osteoporotic status on the survival of titanium dental implants. Int J Oral Maxillofac Implants 2008;23:905910.

5. Neukam FW, Flemmig TF, Working Group 3. Local and systemic conditions potentially compromising osseointegration. Consensus report of Working Group 3. In: Vol 17 Suppl 2. 2006:160162.

6. Alsaadi G, Quirynen M, Komrek A. Impact of local and systemic factors on the incidence of oral implant failures, up to abutment connection. Journal of clinical … 2007.

7. Shibli JA, Aguiar KCDS, Melo L, d'Avila S, Zenbio EG, Faveri M, Iezzi G, Piattelli A. Histological comparison between implants retrieved from patients with and without osteoporosis. Int J Oral MaxillofacSurg 2008;37:321327.

8. Bain CA, Moy PK. The association between the failure of dental implants and cigarette smoking.Int J Oral Maxillofac Implants 1993;8:609615.

9. Sanchez-Prez A, Moya-Villaescusa MJ, Caffesse RG. Tobacco as a risk factor for survival of dental implants.J Periodontol 2007;78:351359.

06

부분 무치악의 임플란트 치료를 위한 고려사항

최병갑

임플란트 치료는 임플란트의 식립을 위한 외과 수술에서 상부 보철물의 완성까지 전체를 총괄하는 치료 계획을 필요로 하므로, 그에 따라 기능적이고 심미적인 최종 수복물을 목표로 체계적으로 치료를 진행해야 한다.

1. 부분 무치악 임플란트의 식립 위치

임플란트 보철물의 심미성은 건강하고 충분한 치주 조직과 자연스러운 치관 형태에 의하여 결정된다. 따라서 임플란트 치관이 구강내로 나오는 Emergence Profile이 생리적이고 자연스럽게 형성되도록 임플란트의 식립 위치를 결정해야한다.

1) 임플란트의 근원심적 식립 위치

임플란트의 근원심적 위치는 특히, 전치부에서 치관의 근원심 형태를 결정짓게 되어 심미적으로 민감한 영향을 미치므로, 가능한 한 중앙에 위치시킨다(그림 6-1). 임플란트의 근원심에는 자연치 또는 임플란트가 위치하게 되는데 인접면의 치조골의 흡수를 최소화하기 위하여 자연치와 임플란트 간에는 최소 2mm 이상, 임

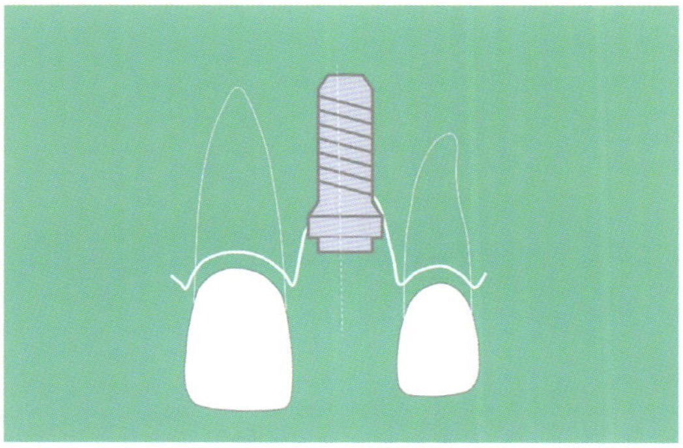

그림 6-1 임플란트의 근원심적 위치는 치관의 형태를 결정하므로, 치아 결손부의 중앙에 오도록 한다

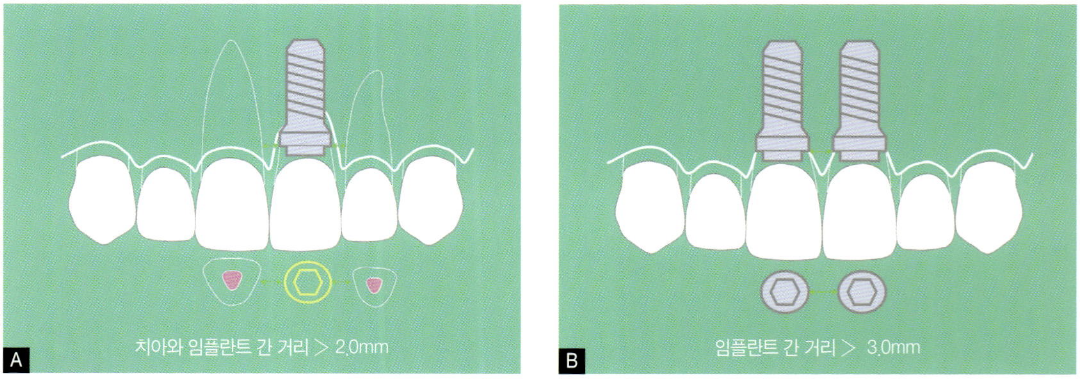

그림 6-2 인접면 치조골의 흡수를 최소화하기 위하여 자연치와 임플란트 간에는 최소 2mm 이상, 임플란트 간에는 3mm 이상의 거리가 필요하다(A.P.Saadoun, 1999에서 인용).

플란트 간에는 3mm 이상의 거리가 필요하다(그림 6-2A, B). 따라서, 결손부의 근원심 거리에 의하여 식립에 적당한 임플란트의 최대 직경이 제한된다.

2) 임플란트의 순, 협설적 식립 위치

순, 협설적으로는 임플란트 주위에 최소 1mm 이상의 치조골을 보존하면서 치조정에서의 최종 수복물의 순, 협설 및 근원심 경계를 벗어나지 말아야 하는데, 상악의 경우 치조골의 흡수로 인하여 순협방향으로 경사지게 식립하는 경우가 드물지 않다(그림 6-3). 임플란트의 식립위치가 순측으로 과도하게 경사지면 치관이 길어지게 되고, 반대로, 설측으로 과도하게 경사지면 ridge lap을 형성하게 되어 치주 조직의 관리가 어렵고, 심미적으로 불리하게된다(그림 6-4).

또한, 순, 협측 치조골의 흡수로 임플란트 직경의 선택이 제한되므로 필요에 따라 치조골의 증대를 고려하여야 한다.

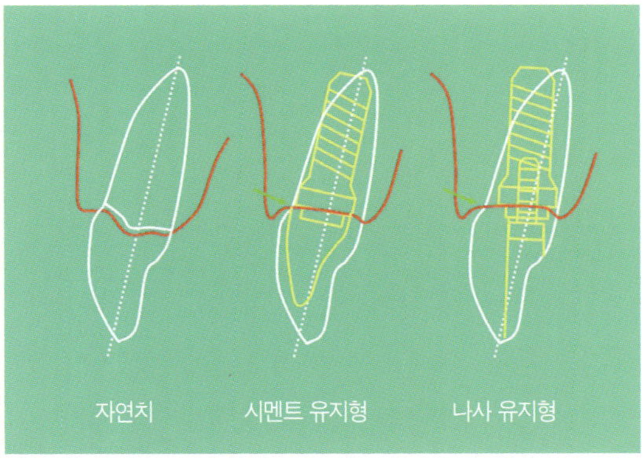

그림 6-3 임플란트는 치조정에서 예정한 최종 수복물의 순협설 및 근원심 경계를 벗어나지 말아야 한다.

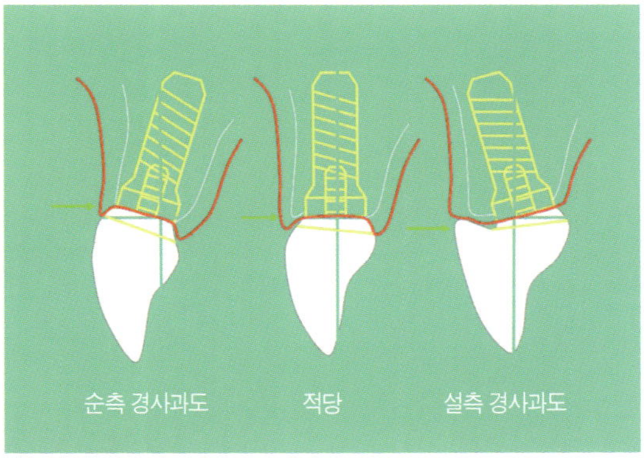

그림 6-4 임플란트의 순,협설 식립 각도가 과도하면 치관이 길어지거나 ridge lap을 형성하게 된다(A.P.Saadoun, 1999에서 인용).

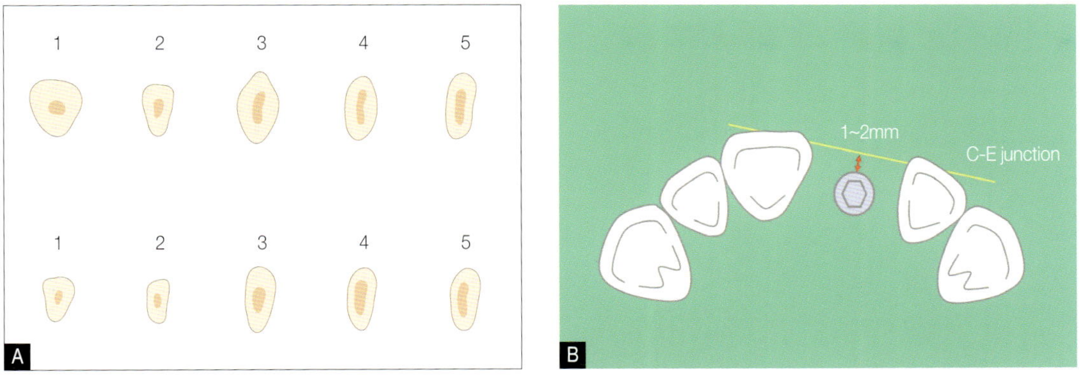

그림 6-5 자연치의 순, 협설 직경은 근원심 직경보다 크고 임플란트의 단면은 원형이므로 심미적인 치관 형태를 위하여 치경부 순협면을 기준으로 1~2mm 내측에 임플란트 collar가 위치되도록 식립한다.

통상 자연치의 순, 협설 직경은 근원심 직경보다 크지만 임플란트의 단면은 원형이고, 근원심의 인접치 또는 임플란트에 의해 최대 직경이 제한된다(그림 6-5A). 따라서 자연치의 순, 협설 직경에 근접하도록 임플란트의 직경을 선택하는 것은 임상적으로 불리하므로 근원심 직경을 기준으로 임플란트의 직경을 결정한다. 치조골의 흡수가 거의 없고 심미적인 형태를 고려하는 경우에는 인접 자연치의 치경부 순협면을 연결한 선에서 1~2mm 내측에 임플란트 collar가 위치되도록 식립하여야 순협측에서의 overcontour를 방지할 수 있다(그림 6-5B).

3) 정해진 근원심 공간에서 식립 가능한 임플란트의 최대 개수

근원심이 자연치에 인접한 부분 무치악 치조정에서 이용 가능한 공간을 인접치 치관부의 인접 접촉면 사이의 공간으로 하여, 생리적인 거리를 확보하도록 배열하면, 직경 4mm의 단일 임플란트의 경우는 양

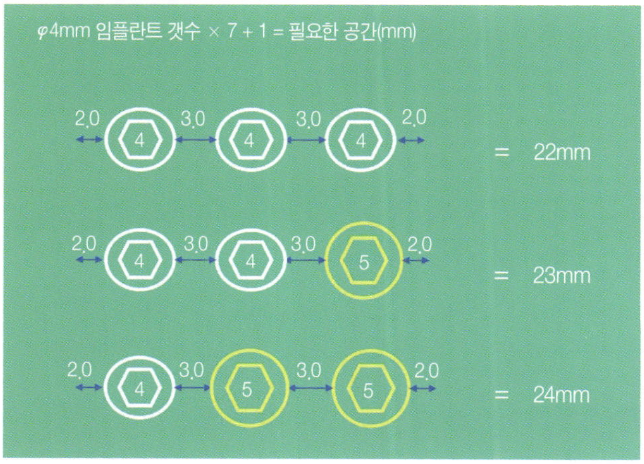

그림 6-6 직경 4mm와 5mm의 다수 임플란트의 식립에 필요한 공간

측의 인접 자연치에서 최소 2mm의 간격이 필요하므로, (2mm+4mm+2mm=8mm)가 되고, 임플란트 2개를 식립하는 경우에는 인접 자연치에서 최소 2mm, 임플란트 간에 최소 3mm의 간격이 필요하므로, (2mm+4mm+3mm+4mm+2mm=15mm)의 거리가 필요하며, 같은 방법으로 임플란트 3개를 식립하는 경우에는 최소 22mm의 공간이 필요하다. 이러한 규칙에 의하여 다수 임플란트의 식립에 필요한 근원심 거리 및 주어진 부분 무치악 치조정상에서 근원심적으로 식립가능한 임플란트의 최대 개수는 다음과 같이 나타낼 수 있다(그림 6-6).

임플란트의 식립에 필요한 근원심 거리=임플란트의 개수×7mm+1mm
임플란트의 개수=(부분 무치악 치조제의 근원심 거리-1mm)/7mm
(단, 직경 4mm의 임플란트를 기준으로 함)

직경 5mm의 임플란트를 같이 사용하는 경우에는 먼저 직경 4mm의 임플란트로 계산한 후, 직경 5mm의 임플란트 1개당 1mm를 더하고, 직경이 4mm보다 작은 임플란트는 그 차이만큼 빼면 된다.

초기의 I.T.I. 임플란트 매뉴얼에서는 대구치 부위에 직경 4.1mm 임플란트를 식립하고 소구치의 크기로 치관을 감소시키는 이른바, '대구치의 소구치화(premolarization)'를 주장하였다. 이에 따라 임플란트의 근심에 위치한 인접 치관의 원심 접촉면에서 5mm 떨어진 부위에 직경 4.1mm 임플란트의 중심이 위치하고, 인접 임플란트간의 중심은 서로 7mm 떨어져 식립하도록 권장하였다(그림 6-7). 그런데, 이와 같은 식립 방법으로 치관을 소구치 크기로 만들면, 자연치와 인접한 임플란트의 치관은 임플란트의 중심에서 근심 1/2은 5mm, 원심 1/2은 3.5mm로 치관의 근원심경이 8.5mm가 되어 치관의 근심부에 cantilever를 야기하고, 비대칭의 소구치 형태가 된다(그림 6-8). 따라서 인접치의 원심 치조정상의 치근면에서 5mm 떨어진 부위에 직경 4.1mm 임플란트의 중심이 위치하도록 수정되었다.

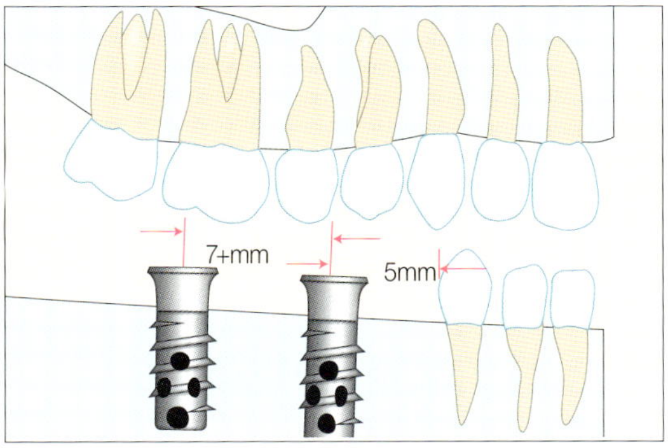

그림 6-7 초기의 I.T.I.매뉴얼에서 임플란트 식립에 필요한 공간

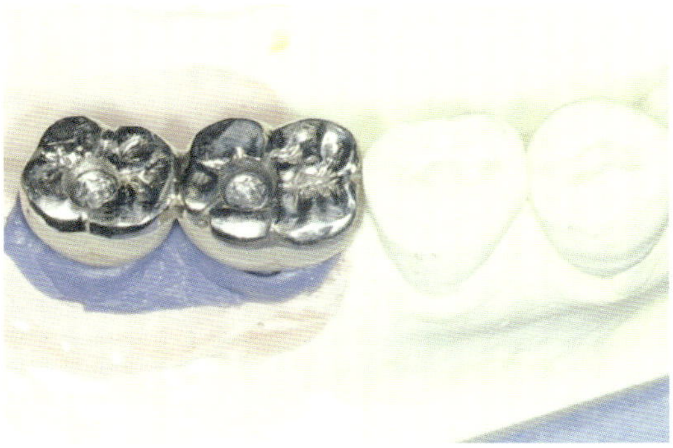

그림 6-8 전방 인접치 원심 접촉면에서 5mm 떨어진 부위에 식립하면, 소구치 형태로는 심미적, 기능적으로 부적절하게 된다.

4) 자연 치관과 치근의 근원심경에 따른 임플란트의 근원심 식립 위치

전치부를 포함하여 다수치가 결손되면 임플란트의 근원심 간격은 수복할 치아의 치관 크기에 따라 변하여야 한다. 임플란트의 식립 위치는 상실된 자연치의 치관을 재현하기 위한 것이므로 각각의 수복할 상실 자연치관의 근원심경을 결정하여 정할 수 있다. 예를 들어 Whleer & Ash의 치아 형태학의 자료를 참고로 하여, 각 인접 치관의 근원심 중심간의 거리를 살펴보면 다음과 같다. 상악 중절치, 측절치 및 견치의 근원심경은 각각 8.5mm, 6.5mm 및 7.5mm이므로 상악 중절치간의 거리는 8.5mm, 중절치와 측절치간은 7.5mm, 그리고 측절치와 견치는 7mm가 되며(그림 6-9), 자연치관과 치근의 근원심경은 일정한 크기로 연동한다(그림 6-10).

그런데, Whleer와 Ash의 자료에서 치근의 근원심경은 근원심의 백악 법랑 경계를 기준으로 측정한 수치로 순측의 백악 법랑 경계보다 수직으로 최대 3.5mm까지 차이가 나며 치근의 근원심경은 0.1~0.5mm까지

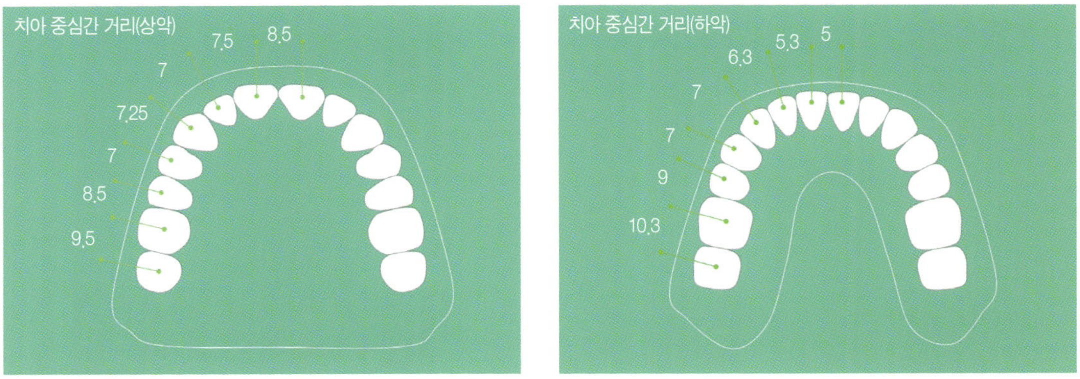

그림 6-9 Whleer & Ash의 치관 근원심경의 자료를 기준으로 식립하는 경우, 각 인접 치관의 근원심 중심간의 거리가 임플란트 중심 간의 거리가 된다.

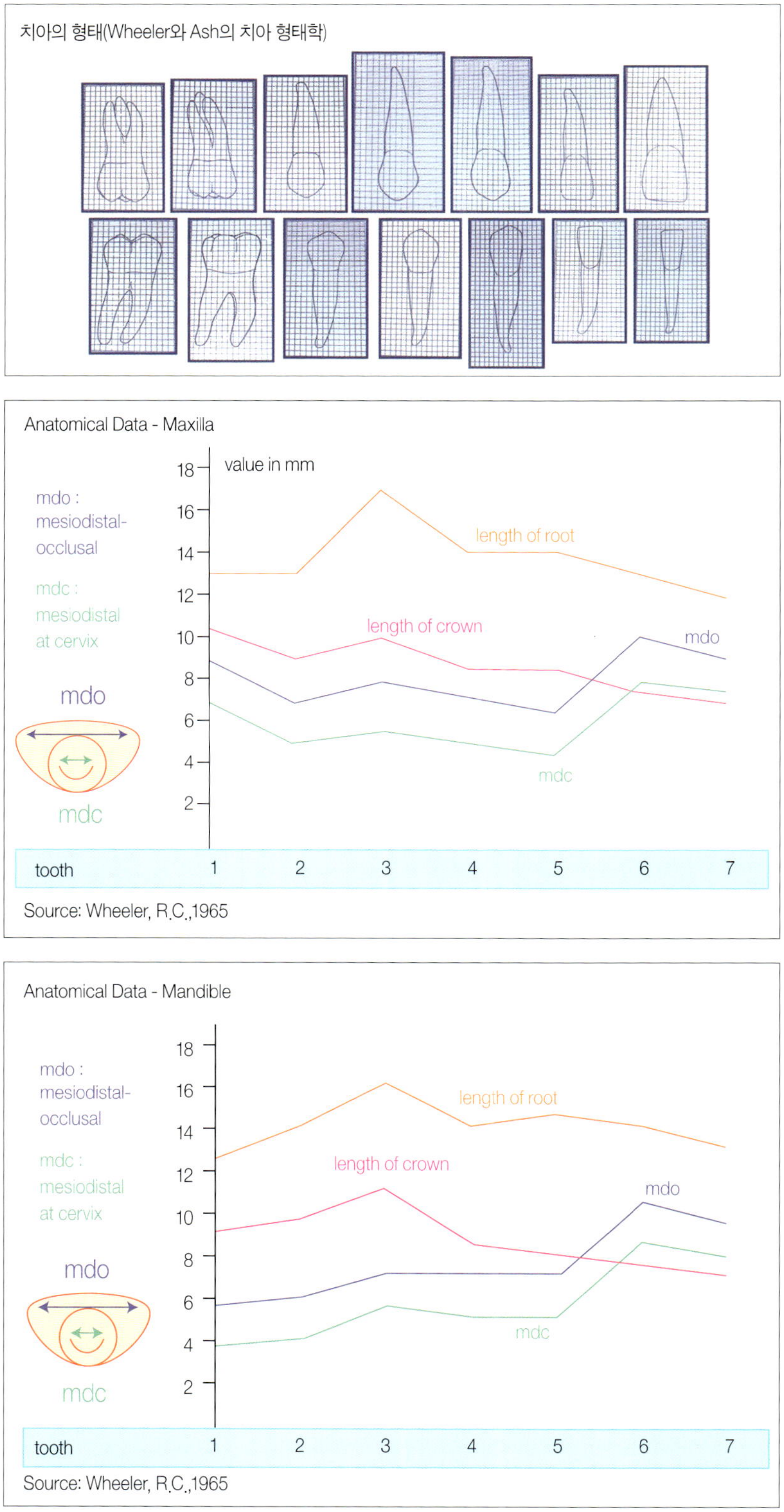

그림 6-10 Whleer와 Ash의 자료에 의하면 자연치관과 치근의 근원심경은 일정한 크기로 연동한다.
Frialit II 임플란트 자료에서 인용

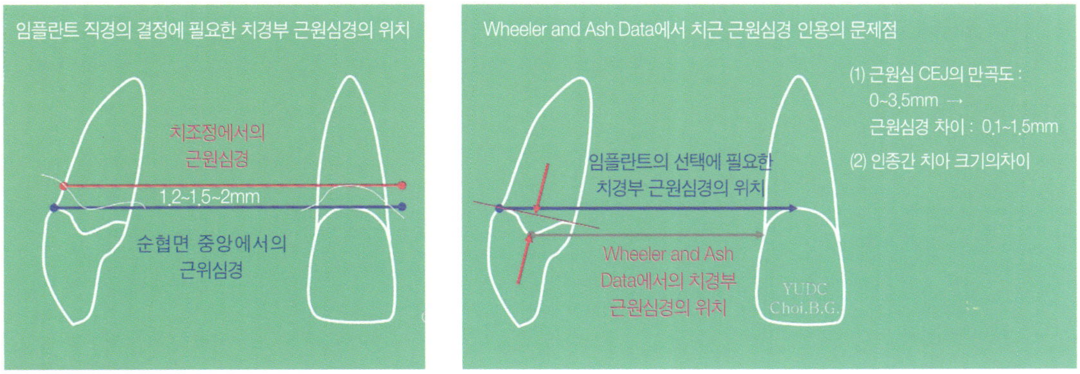

그림 6-11 Whleer와 Ash의 자료 인용의 문제점

다르다. 또한, 치조정은 백악 법랑 경계에서 1.5~2mm 하방에 있고, 임플란트의 직경을 선택하기 위하여 치조정 또는 순측의 백악 법랑 경계에서의 자연치근의 근원심경이 필요하므로 Whleer와 Ash의 자료를 그대로 인용하는 것은 주의가 필요하다(그림 6-11).

5) 수복치의 근원심경에 따른 임플란트 직경의 선택

Ueda(1966)는 자연치관의 근원심경과 치조정상에서의 치근의 근원심경 차이는 평균 하악 2.7mm, 상악 3.1mm이고, 치조정상에서의 인접치근간의 평균거리는 하악 2.8mm, 상악 3.0mm로 보고하였다(그림 6-12). 이 자료에 따르면 수복할 치관의 근원심경을 알면 치조정상에서의 치근의 근원심경을 산정할 수 있고, 이를 임플란트에 적용하여 식립할 임플란트의 직경을 결정하는데 이용할 수 있다.

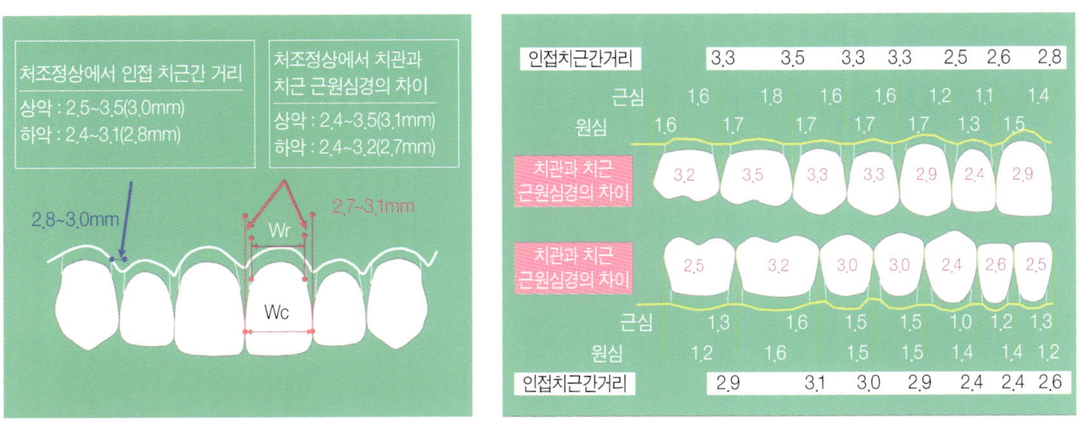

그림 6-12 Ueda(1966)는 자연치관의 근원심경과 치조정상에서의 치근의 근원심경 차이는 평균 하악 2.7mm, 상악 3.1mm이고, 치조정상에서의 인접치근간의 평균거리는 하악 2.8mm, 상악 3.0mm로 보고하였다.

치조정상에서 임플란트간에 근원심으로 각각 3mm의 거리를 두도록 각 치관의 크기를 결정하고 그 중심에 임플란트를 식립하면 치관의 크기에서 근원심의 각각 1.5mm씩, 3mm를 뺀 공간이 자연치관의 형태를 모방하기에 적절한 임플란트의 직경이 된다. 요컨데, 다수의 임플란트를 인접하여 식립하는 경우, 수복하려는 치관의 근원심경에서 3mm를 뺀 수치가 자연치관의 수복에 적절한 임플란트의 직경이라는 결론에 이르게 된다.

6) 임플란트의 수직적인 위치

통상 임플란트의 상부가 인접치의 백악 법랑 경계를 연결한 선에서 2~4mm 하방에 위치하도록 추천되고 있다. Solnit(1998)는 임플란트의 직경이 수복 치아의 치경부 직경보다 작으면 작을수록 보다 치근첨에 가깝게 깊은 위치에 식립하도록 주장하고, Weisgold(1997)는 구개측 1mm 위치에 대하여 1mm 더 깊이 심도록 주장하고 있으나 과학적인 근거나 구체적인 설명이 결여되어 있다(그림 6-13).

임플란트의 수직적인 위치는 치조골의 결손으로 인한 순, 협설 및 근원심의 수평적인 위치의 한계를 보상하여 수정하고, 임플란트의 직경 및 emergence profile의 양을 조절할 수 있으며, 임플란트 주위 치주조직의 건강 유지에 연관되어 있다. 따라서, 임플란트 치관이 자연스런 emergence profile을 형성하고 overcontour가 되지 않도록 임플란트 상부의 식립위치를 결정하여야 한다(그림 6-14).

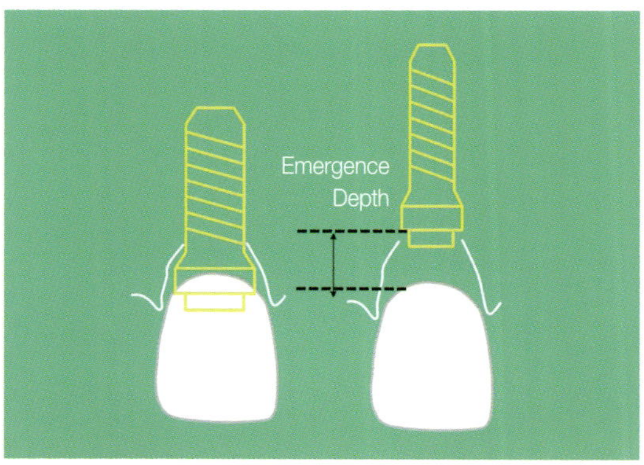

그림 6-13 임플란트의 직경이 수복 치아의 치경부 직경보다 작으면 작을수록 보다 치근첨에 가깝게 깊은 위치에 식립한다(Solnit, 1998).

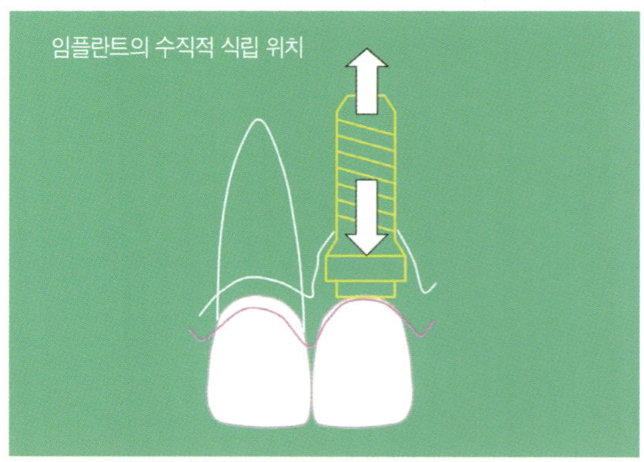

그림 6-14 임플란트의 수직적인 위치로 수평적인 위치의 한계를 보상하여 수정하고, 임플란트의 직경 및 emergence profile의 양을 조절할 수 있다.

7) emergence profile과 biologic width

최종 보철물의 형태가 자연치를 모방하도록 자연치의 emergence profile을 고려하고, 치주 주직의 건강을 유지하도록 자연치 주위처럼 임플란트 주위의 치조정에서 상방 약 3mm의 biologic width가 유지되어야 한다

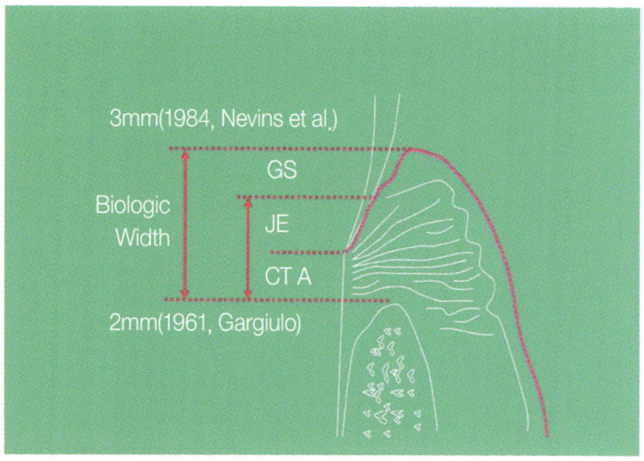

그림 6-15 치주 주직의 건강을 유지하도록 자연치와 임플란트 주위에서 biologic width가 유지되어야 한다.

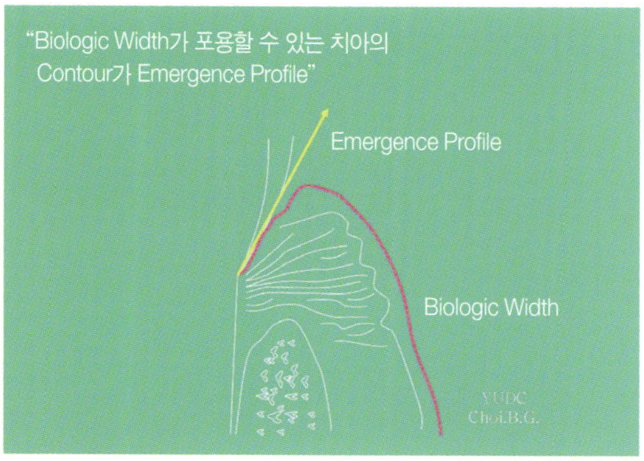

그림 6-16 자연적으로 biologic width가 포용할 수 있는 치아의 contour를 emergence profile로 간주할 수 있다.

(그림 6-15). 자연치의 경우 백악 법랑 경계에서부터 치관의 형태가 시작되어 emergence profile을 형성하므로 자연적으로 biologic width가 포용할 수 있는 치아의 contour를 emergence profile로 간주할 수 있다(그림 6-16).

따라서, 임플란트-지대주(fixture-abutment)의 연결부에서 시작하여 자연치의 emergence profile을 모방한 임플란트 치관을 만들면 생리적이고 심미적인 형태를 만족시킬 수 있다.

8) 자연치의 contour와 emergence profile

자연치의 emergence profile의 양은 각도로 표현하면 emergence angle이라 하며, 근원심 이나 순협설의 편측에서 15° 이내이다(그림 6-17). 계산상의 편의를 위하여 emergence angle을 14° 로 산정하여 길이로 표시하면 수직 방향의 1mm증가에 편측 수평으로 0.25mm 증가하므로 근원심 또는 순협설측에서 0.5mm가 증가하는 셈이 된다(그림 6-18). 이 수치를 임플란트에 적용하면 임플란트의 수직적인 위치에 따라 상부 구조물

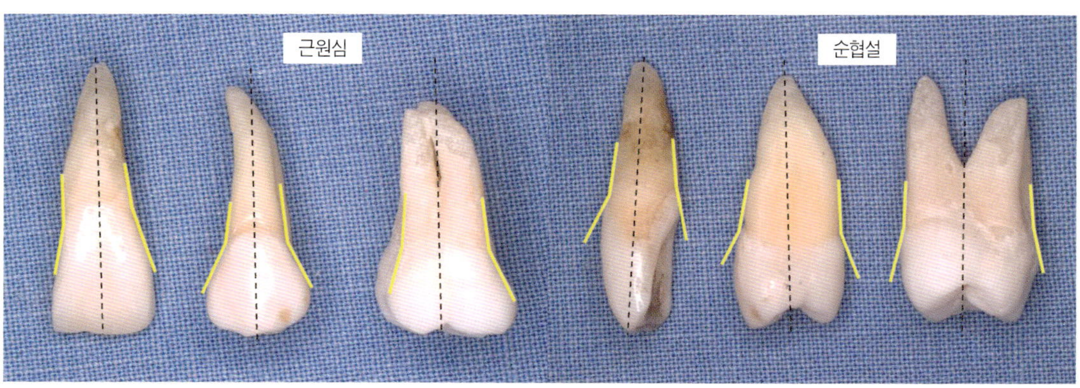

그림 6-17 자연치의 emergence angle은 편측에서 15° 이내이다.

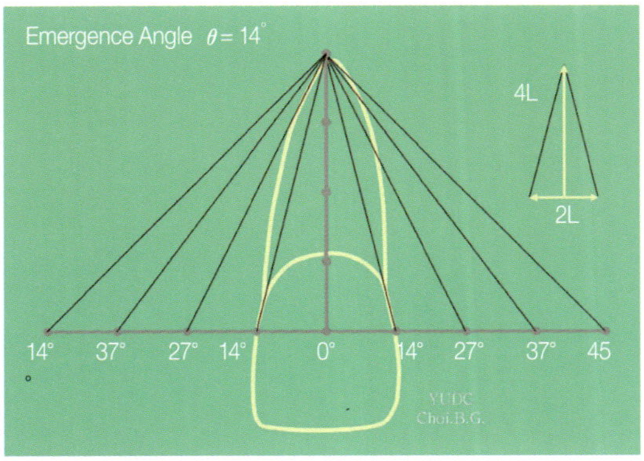

그림 6-18 Emergence angle이 14° 일 때 수직 방향의 1mm 증가에 편측 수평으로 0.25mm 증가하므로 근원심 또는 순협설측에서 0.5mm가 증가한다.

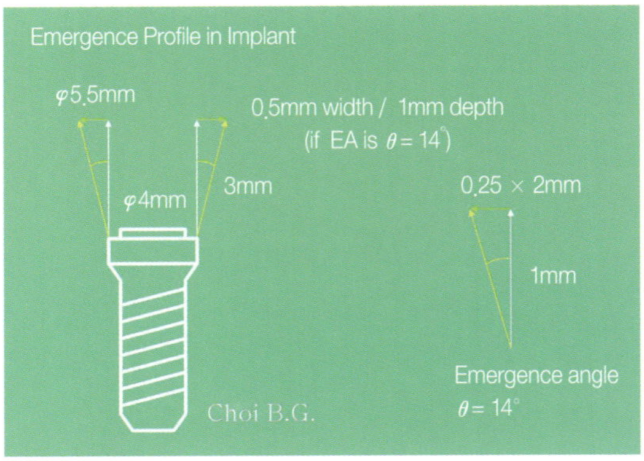

그림 6-19 백악 법랑 경계 하방 3mm에 직경 4mm 임플란트의 상부가 위치하면, 백악 법랑 경계 위치에서는 직경 5.5mm로 contour를 증가시킬 수 있다.

의 contour를 결정할 수 있으므로 매우 유용하다. 만일 치관의 백악 법랑 경계 하방 3mm에 직경 4mm 임플란트의 상부가 위치하면, 백악 법랑 경계 위치에서는 직경 5.5mm로 contour를 증가시킬 수 있다(그림 6-19).

9) 임플란트의 직경 및 식립 위치의 결정

치아가 상실된 무치악 치조제에 적합한 임플란트의 직경을 결정하기 위하여 고려해야 할 사항은 다음과 같다(그림 6-20).

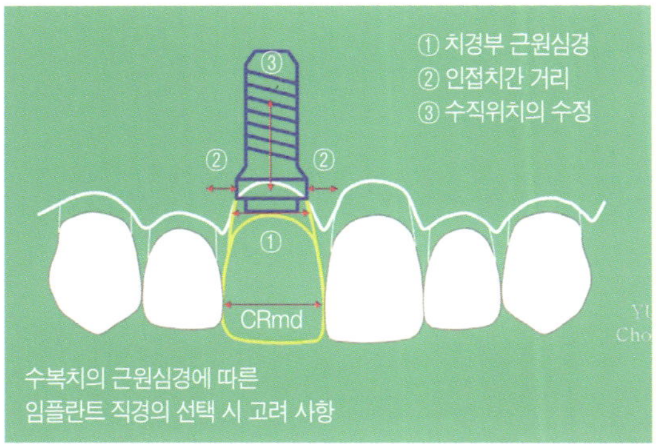

그림 6-20 임플란트 직경의 선택에서 고려해야 할 사항

1. 수복할 치관의 근원심경
2. 치조제의 크기에 따른 제약
3. 치조제 증대의 필요성 여부
4. 임플란트 flat top의 수직적인 위치

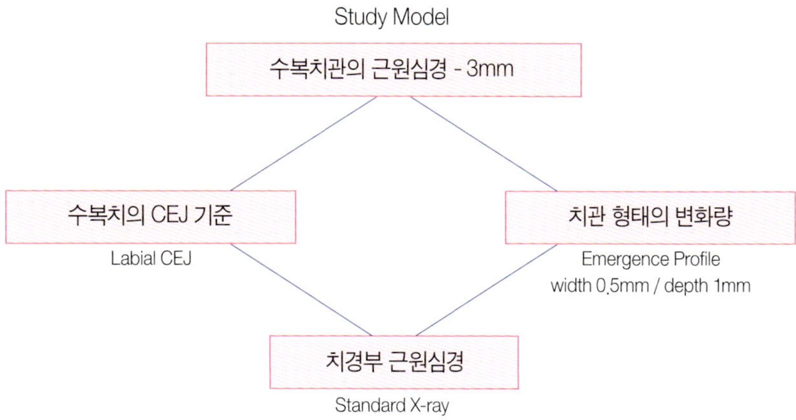

그림 6-21 수복할 치아의 치경부 근원심경은 임플란트 직경의 결정에 우선적으로 고려되고, 수직적인 임플란트 식립 위치에 의해 수정한다.

수복할 치관의 근원심경과 치조정상에서의 치근의 근원심경은 서로 연동하므로 수복치의 근원심경에 따라 그에 적합한 임플란트의 직경을 구할 수 있다. 만일, 반대측의 같은 치아가 보존되어 있으면, 석고 모형과, 표준형 방사선 사진에서 치조정에서 치근의 근원심경을 측정하여 참고로 한다. 특히 상악 전치부 자연치 치경부의 근원심경은 임플란트 직경의 결정에 우선적으로 고려되고, 수직적인 임플란트 식립 위치에 의해 수정한다(그림 6-21).

이상의 사항을 고려하여 임플란트의 직경 및 식립 위치를 결정하는 순서를 보면

① 수복할 치관의 근원심경에서 3mm를 뺀 값 D를 건전한 자연치의 치조정상에서의 치근의 근원심경으로 한다(그림 6-22).

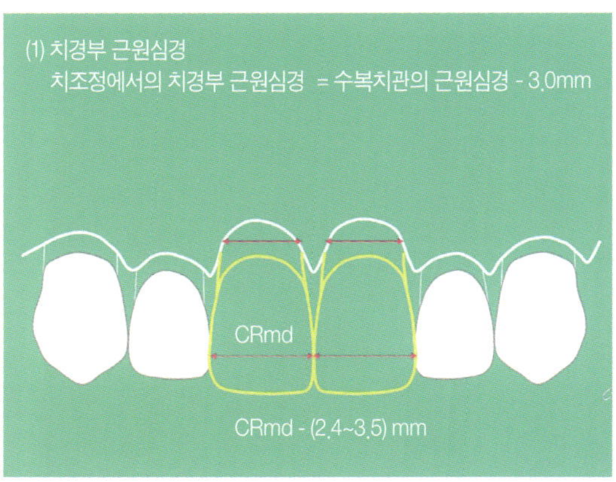

그림 6-22 수복할 치관의 근원심경에서 3mm를 뺀 값 D를 건전한 자연치의 치조정상에서의 치근의 근원심경으로 한다.

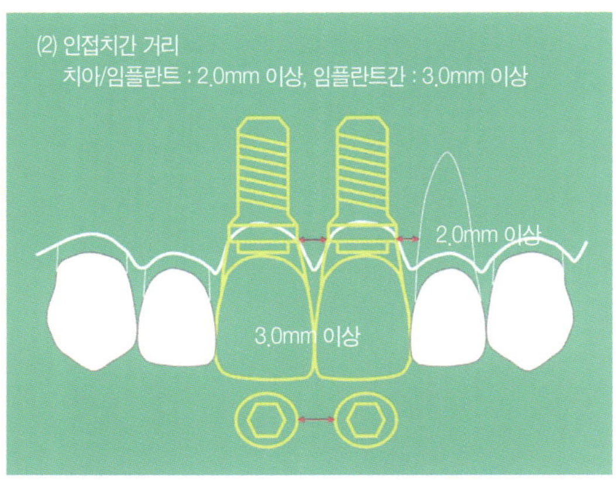

그림 6-23 근원심에서 D값이 인접치 및 임플란트 간의 최소 거리를 만족하는지 확인한다.

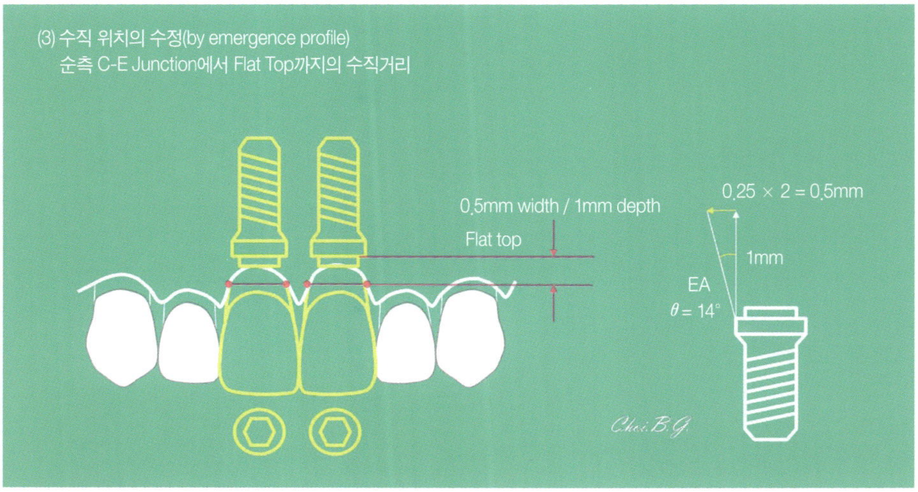

그림 6-24 임플란트 위치의 수정이 필요하면, 자연치의 emergence profile의 변화량을 기준으로 수직방향의 1mm 변화에 수평적으로 0.5mm의 양을 변화시켜 대응한다.

② 근원심에서 D값이 인접치 및 임플란트 간의 최소 거리를 만족하는지 확인한다. 순협설에서 임플란트가 최소 1mm 이상의 치조골에 의하여 보호되도록 치조제 증대술을 시행할지 임플란트의 직경을 줄일지를 결정한다(그림 6-23).

③ 치조정의 흡수 상태, 근원심 및 순협설의 치조골의 양에 따라 임플란트 위치의 수정이 필요하면, 자연치의 emergence profile의 변화량을 기준으로 수직방향의 1mm 변화에 수평적으로 0.5mm의 양을 변화시켜 대응한다(그림 6-24).

10) 요약

임플란트에 의한 보철 수복은 기능 및 심미적인 요구를 만족시켜야 하며 특히 심미적인 최종 보철물의 형태를 처음부터 산정한 체계적인 접근이 필요하다. 임플란트의 식립 위치는 치조제의 위치, 골량 및 골질에 의하여 제한되며, 심미적인 요구정도에 따라 치조제 증대술을 시행할 수 있다. 임플란트의 식립 위치는 수평 및 수직 방향의 위치로 대별하는데, 인접치 순협면의 백악 법랑 경계를 연결한 선을 기준으로 수직적인 위치를 결정하도록 권장하지만, 이 방법에는 인접치의 위치 이상과 각각의 치조골 및 치은의 조건 그리고, 임플란트의 직경에 의한 변수는 거의 고려되고 있지 않다.

심미적인 관점에서 자연치 치경부의 치조정상에서의 근원심경은 임플란트 직경의 결정에 우선적으로 고려되고,치관의 근원심경보다 약 3mm 작다.

Emergence profile은 자연치관이 biologic width 내에서 갖는 contour이며, 각도로 표시하여 emergence angle이라 한다. emergence angle은 치축에 대하여 15° 이내이므로, 편의상을 14° 로 설정하고 길이로 나타

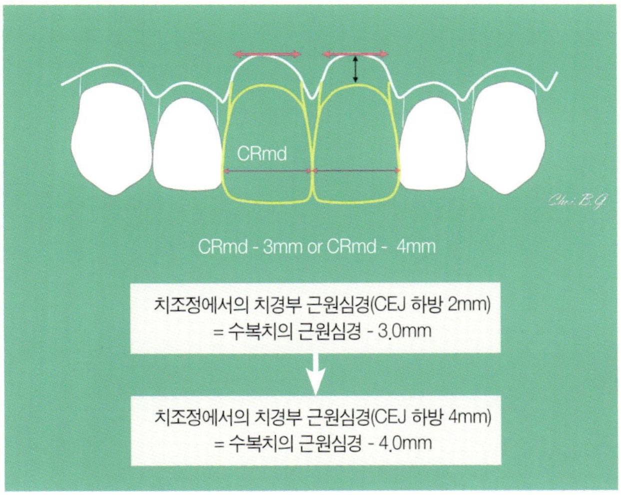

그림 6-25 부분 무치악 치조제에 가장 적절한 직경의 임플란트를 결정하고 수직적인 위치를 수정하면, 생리적이고 자연스러운 emergence profile을 갖는 임플란트 치관을 만들 수 있다.

내면, 1mm의 수직적인 변화에 대하여 0.5mm 이내로 수평적인 변화를 산정할 수 있다. 즉, 임플란트의 수직적인 위치에 의하여 수평적인 위치의 변화를 보상할 수 있다.

이상의 방법에 의하여 부분 무치악 치조제에 가장 적절한 직경의 임플란트를 결정하고 수직적인 위치를 수정하면, 생리적이고 자연스러운 emergence profile을 갖는 임플란트 치관을 만들 수 있다.

참고 문헌

1. 植田 昭夫 ; 正中矢狀平面を 基準にして 画かれた, 等高線図法による, 日本人永久歯の 形態学的研究, 1966. 歯科学報 66: 409-425, 522-535, 588-607
2. A.P.Saadoun, M.LeGall, B.Touati ; Selection and ideal tridimensional implant position for soft tissue aesthetics. Pract Periodont Aesthet Dent 1999, 11(9):1063-1072
3. Paul A. Fugazzotto, Robert Ryan ; Biology of Implant Esthetics Tooth Repalcement in the Anterior Maxilla. 1997 Journal of Esthetic Dentistry 9(5):248-254
4. Anold S. Weisgold, Jean-Pierre Arnoux, John Lu ; Single-Tooth Anterior Implant : A Word of Causion, Part I 1997 Journal of Esthetic Dentistry 9(5):225-233
5. Farshid Sanavi, Anold S. Weisgold, Louis F. Rose : Biologic Width and its Relationship to Periodontal Biotypes 1998 Journal of Esthetic Dentistry 10(3):157-163

07 완전 무치악 환자의 임플란트 보철치료

양재호 · 황정원

1. 개요

1) 총의치 치료의 예후

총의치 치료의 예후는 치과의사의 지식과 숙련도, 환자와 관련된 요소(사회 경제적인 적응력, 태도, 인성, 전신 및 구강건강과 치조제 상황)에 의존한다. 총의치의 객관적인 완성도가 높다고 하더라도 환자와 관련된 요소로 인하여 성공적 치료의 예후는 예측하기 어렵다. 무치악 환자는 총의치로도 심미성은 충분히 회복될 수 있고 기능도 어느 정도는 회복되지만, 총의치의 안정성과 유지력은 특히 치조제가 퇴축된 하악의 경우에 있어서 좋지 않으며 환자의 삶의 질을 떨어뜨린다(그림 7-1).

상악의 총의치는 하악 총의치에 비해 일반적으로 환자만족도가 높다. 그러나 상악이 무치악인 상태에서 하악이 유치악인 경우 상악 총의치의 안정성이 떨어지는 것을 종종 경험하게 된다. 또한 대합치로부터의 강한 압력으로 상악 치조제 흡수의 가속화가 진행된다. 또한 상악이 무치악인 상태에서 하악 전치부만 만기 잔존한 경우도 combination syndrome이라고 불리는 여러 가지 징후들이 생긴다.

하악 총의치 기능에 관한 불만족은 의치의 안정성과 유지력 결여가 주 원인이며, 원래 치조제 높이의 50% 이상을 상실한 경우 의치에 대한 불만족도가 급속히 증가된다. 90명의 치조제가 심하게 흡수된 무치악 환자에게 (1)새로운 총의치 (2) vestibuloplasty 후 새로운 총의치 (3)임플란트 지지를 받는 새로운 의치를 제작해

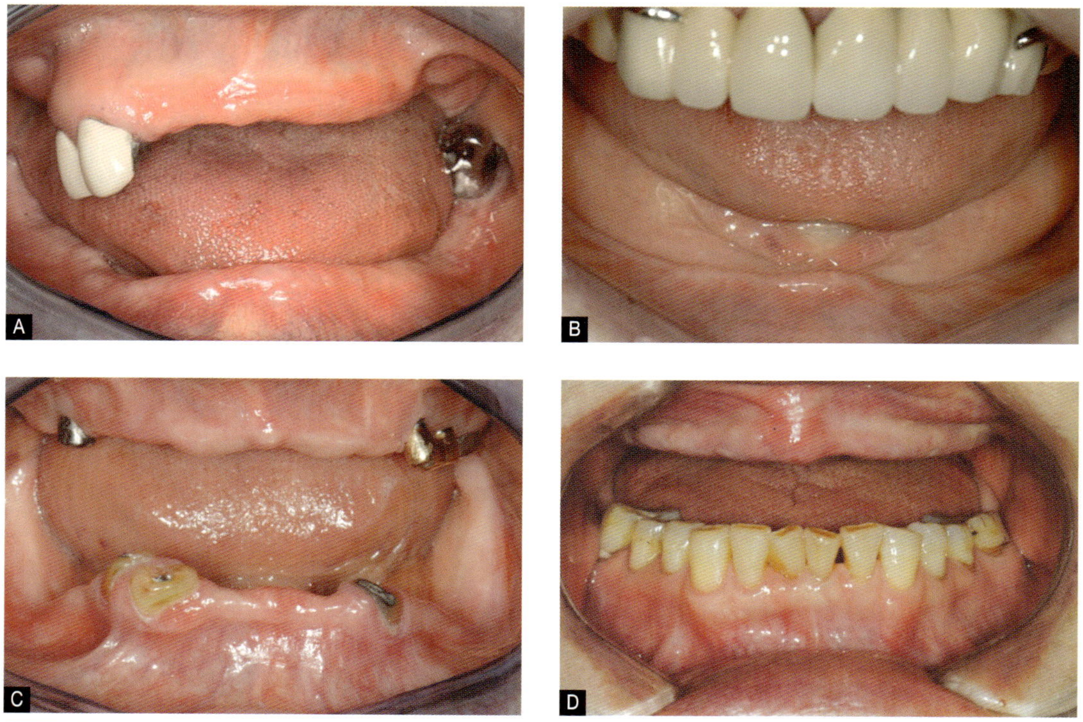

그림 7-1 A. 50대 초반의 여자환자로서, 엇갈린 교합으로 잔존한 치아가 대합무치악 부위에 심한 압력을 가한다. B. 하악 치조골이 전혀 남아있지 않고, 기저골 흡수도 진행되었으며, 대합치는 부분 무치악 상태이다. C. 칼날치조제와 매우 연약한 점막을 가진 상황이다. 역시 통상적인 의치로는 편안한 저작기능이 어렵다. D. 구강건조증, 얇은 점막, 상악 무치악과 하악 유치악이 조합되어 환자는 틀니를 도저히 장착할 수 없다고 호소한 경우이다.

주고 5년간 기능의 개선정도를 평가한 연구에서는, 첫 번째와 두 번째는 큰 차이가 없었으며, 세 번째 방법만이 현저한 기능개선과 치료의 만족도를 보였다.

2) 임플란트 치료의 잇점

첫 번째로, 임플란트로 보철물을 고정하면 보철물의 저작 심미기능뿐 아니라 말하거나, 식사하거나, 웃거나, 운동을 하는 등에 있어서 안정감과 확신을 줄 수 있다. 임플란트 overdenture가 통상적인 의치를 대체하는, 환자의 만족도가 높은 매우 성공적인 치료법이라는 것은 명백하다(표 7-1).

두 번째로, 임플란트 식립은 잔존치조제의 흡수를 지연시킬 수 있다. 더욱이 임플란트 치료를 사용하였을 때 식립부 주변골에 가해지는 기능적 자극으로 인해 골 밀도가 유지되거나 증가한다.

세 번째로, 임플란트에 관한 문헌들과 임상경험을 통해 볼 때, 신중한 환자의 평가와 임상적 판단, 세심한 치료계획과 임상적 실행, 더불어서 술 후 관리에 공을 들일 때 장기적으로 높은 성공률을 통상적으로 얻을 수 있다.

표 7-1. 문헌에 따른 임플란트 오버덴쳐(IO)와 통상적인 총의치(CD)의 비교(Carlsson 2003)

Variable	IO	CD
Patient satisfaction	+	-
Bite force	+	-
Chewing efficiency	+	-
Initial Cost	-	+
Maintenance cost	-	+

(+) advantage, (-) disadvantge

3) 무치악 환자의 임플란트 치료의 성공률

1960~70년대 심하게 흡수된 하악 무치악 환자의 낮은 삶의 질을 개선시키기 위해, 하악의 사이공간(intermental area)에 5~6개의 Brånemark implant를 식립하고 금속으로 강화된 레진의치형태를 나사로 고정시키는 형태(fixed hybrid bridge)로 수복해주기 시작하였다. 이는 당시 임플란트의 성공적인 적용형태였다(그림 7-2). 이러한 형태가 좋은 결과를 얻자, 임플란트의 적용범위는 상악 무치악에까지 확대되었다.

그 성공률에 관한 연구는 상악과 하악이 다른 범주를 보였다. 하악의 경우 5년과 10년 후 각각 95%, 90%, 상악의 경우 5년과 10년 후 성공률이 각각 90%, 85% 정도로 보고되었다

이후 1980년대에는 하악 무치악의 치료 방법으로, 이공전방에 식립한 4개의 임플란트를 bar로 splinting하여 overdenture를 제작하여 주는 것이 선호되었다(그림 7-3). 2개의 임플란트를 이용한 하악 overdenture는 1987년에서야 Steenberghe등이 처음으로 제안하였다(그림 7-4). 그들은 52개월을 관찰하여 약 98%의 성공률을 보고하였다. 다른 많은 연구에서도 2개 임플란트를 이용한 overdenture의 5년 성공률이 100%에 달하였다.

최근에는 노인 환자의 하악 임플란트 overdenture에 일반적으로 2~4개 임플란트를 식립하고, bar로 splinting하는 대신 간단한 solitary attachment를 이용하는 경향이 분명히 생겼다. 이는 경제적이면서 환자의 만족도가 높고, 성공적인 치료방법이다.

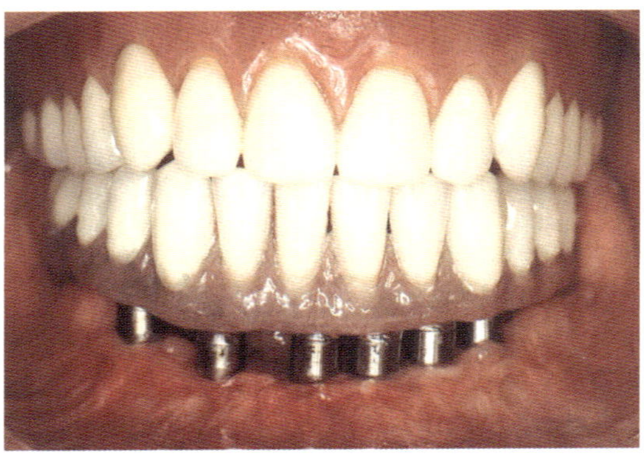

그림 7-2 과거 전형적인 Fixed hybrid bridge design. 이렇게 심하게 흡수된 하악 무치악을 가진 경우, 틀니의 고통에서 벗어나게 해주는 것이 치과 임플란트 치료의 목적이었다. 하악 이공 사이에 4-6개의 Branemark 임플란트를 식립하여 fixed hybrid bridge를 만들어 주는 형태는 임상적으로 높은 성공률과 효율성을 보여준 방법이었다.

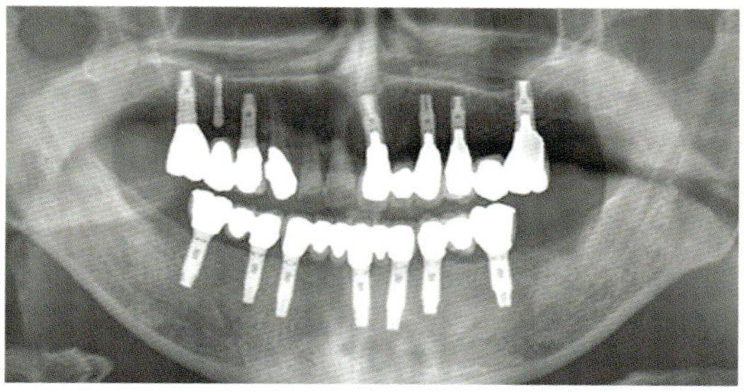
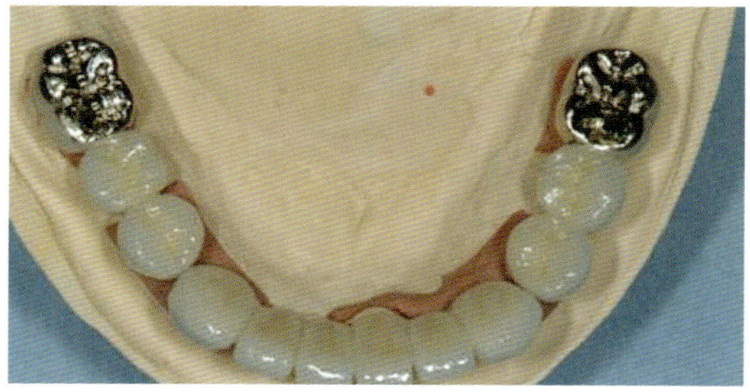

그림 7-22 최소한의 골흡수를 지닌 상황에서 fixed ceramic bridge를 적용시킨다.

② 필요한 임플란트의 수(그림 7-22)

- 짧은 악궁(제 1대구치)으로 수복시는 일반적으로 6~7개(극단적으로는 4개)를 식립한다.
- 제 2대구치까지 수복 시는 일반적으로 8~9개를 식립한다.

③ 디자인

- 정확하게 치아의 위치에 상응하는 곳에 임플란트를 식립한다.
- 3piece로 나누어 제작할 수 있다.

≫ 하악무치악 임플란트 수복의 요약

- 하악의 임플란트 지지 overdenture는 통상적 총의치에 비해 환자의 만족도가 높으며, 높은 성공률을 보인다.
- 2개의 임플란트 overdenture는 노인성 치료개념으로 검증된 방법이며, 이에 비해 3-4개 이상의 임플란트 overdenture는 유지와 안정 그리고 저작 능력이 아주 조금 증가하는 것으로 보인다. 민감한 하악의 해부학적 구조를 가지거나, 교합력이 큰 경우, 유지에 대해서 높은 요구를 하는 경우, 하악의 overdenture는 일반적으로 4개의 임플란트를 잘 분산시켜 사용한다.
- Fixed hybrid bridge는 흡수가 심한 하악에서 장기적 성공률이 매우 좋은 방법이며, distal cantilever 길이를 줄이기 위해 후방 임플란트를 원심경사 시킨다.
- Fixed ceramic bridge는 골흡수가 최소한이고, 전후방에 6개 이상의 임플란트를 분포시켜 식립할 수 있을 때 적용할 수 있다.

3. 상악 무치악 환자의 임플란트 보철수복

1) 상악무치악환자 치료가 하악보다 어려운 이유

① 오래된 무치악일수록 골질, 골량이 극도로 불량한 경우가 많다(그림 7-23).

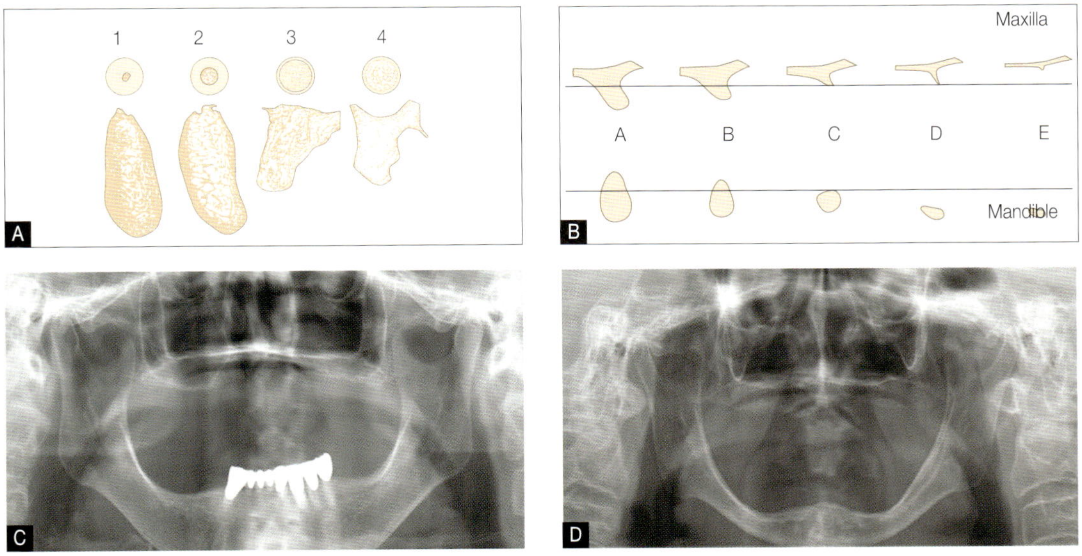

그림 7-23 A. 무치악 상악의 골질은 type 3 또는 4로, 오래된 무치악 일수록 type 4일 경우가 많다. B, C. 무치악 기간이 길어질 수록 임플란트를 식립할 이용가능한 골이 전혀 남아 있지 않는 경우가 많다. D. 하악의 경우는 오래된 무치악이더라도 이공전방에는 가용골이 거의 항상 잔존해 있다.

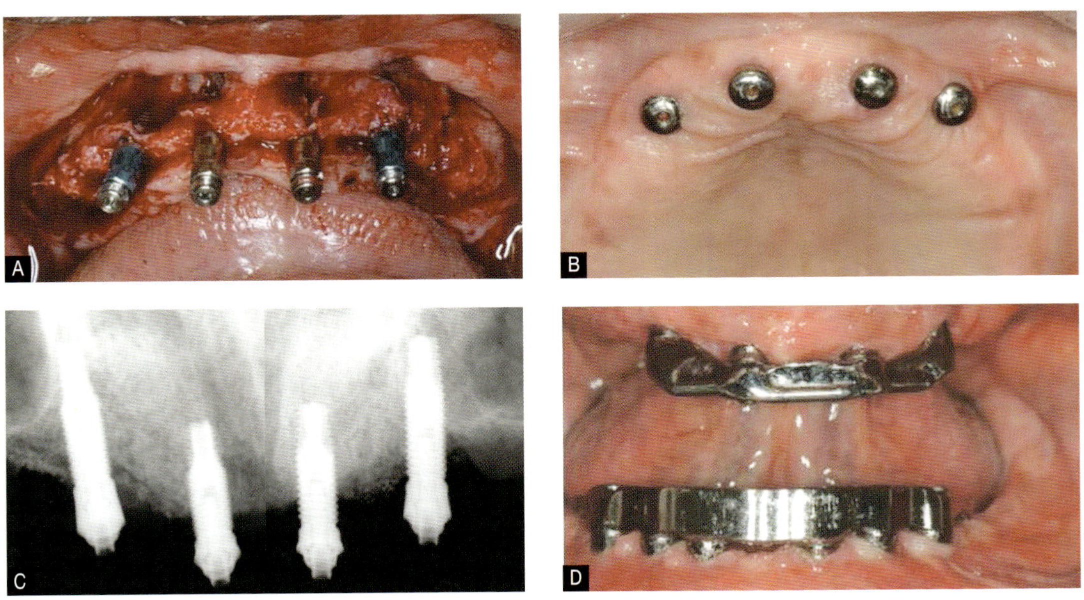

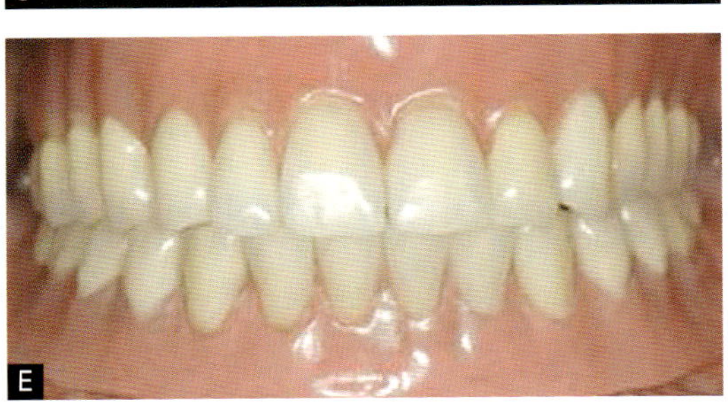

그림 7-24 40대 중반의 남자환자로써, 난치성 치주염으로 젊은 나이에 모든 치아가 상실되었고, 상악은 전방부외에는 이용가능한 골이 전혀 없었다. A. 전방부에 수평골증대술을 동반하여 임플란트를 식립하였다. B. 기존 치조제 상태가 임시의치의 유지에 불리한 상태였다. C. 긴 치유 기간 중 임시의치로 인하여 가해지는 부하, 외상적 수술 등으로 인해 보철 개시 시점에서 볼 때 이식골과 잔존골의 초기 흡수가 심하였다. D, E. 상악에 resilient support overdenture로 수복하였으며, 구개부위를 전부 피개하였다.

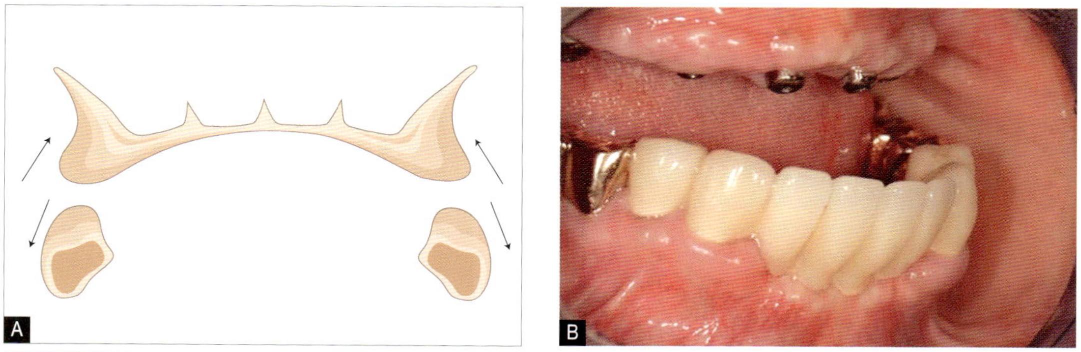

그림 7-25 A. 상악치조제는 두개측 및 정중방향을 향해 악궁이 좁이지면서 흡수된다. B. 본 증례에서는 기존의 하악 전치부 보철물의 절단연 위치가 불량한 것을 감안하더라도, 상하악의 악간관계가 class III 관계가 심하고, 상악 임플란트의 위치가 하악에 비해 훨씬 후방으로 위치된 것을 볼 수 있다.

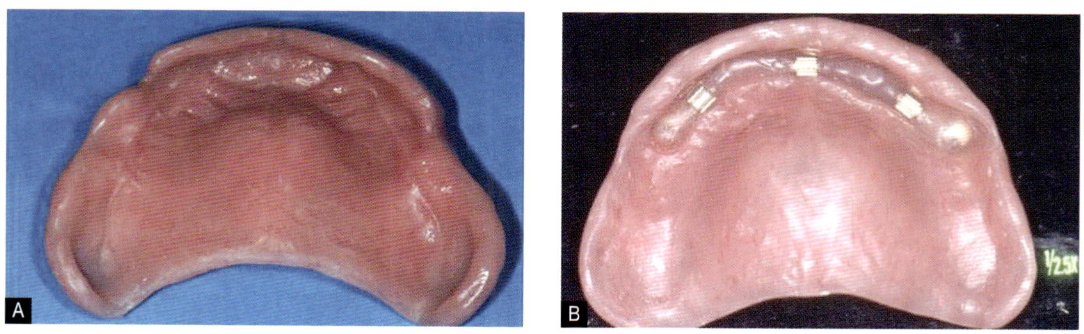

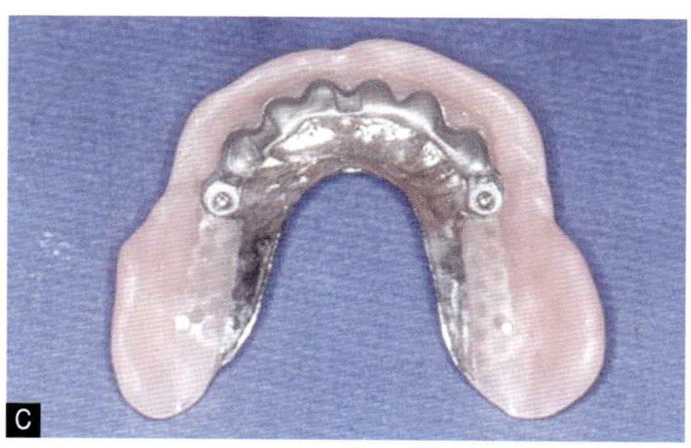

그림 7-26 A. 잘 만들어진 통상적인 상악 총의치는 환자만족도가 양호하다. B. 4개의 임플란트를 식립하고도 통상적인 의치 형태와 같이 된다면, 환자 만족도는 상대적으로 낮아질 수 있다. C. 6개의 임플란트가 이용가능한 골이 집중된 전방부에 식립되어, over Denture 형태로 수복되었다. 다수의 임플란트를 식립하여도, 임플란트의 전후방 분포가 부족하거나, 치조제흡수가 심하여 의치상으로 순측지지를 보상해주어야 할 경우는 고정성 보철물로 치료하기 어렵게 된다.

② 심하게 불량한 골질과 골량이 있는 경우 긴 치료기간이 필요하다.

- 골증강술이 필요한 경우 구강전정이 낮아져 임시 의치의 유지 및 안정에 불리해지며, 긴 임시의치 장착기간동안의 부하로 초기 골상실량이 많다(그림 7-24).
- 임시수복물 장착기간이 길며, 환자는 상당한 고통을 받는다.
- 광범위한 골이식이 필요할 수 있으며, 치료의 예후가 떨어진다.

③ 골흡수방향이 두개측, 정중부 쪽으로 진행되어, 임플란트 식립위치와 각도는 정상적인 치아위치에서 점점 심하게 벗어난다(그림 7-25).

④ 통상적인 총의치에 대한 만족도가 하악 의치보다 높다(그림 7-26).

⑤ 다수의 임플란트의 개수가 고정성 보철물 가능성을 보장하지 않는다. 간혹 술자의 선호도에 의해 억지로 고정성 보철물을 만든 경우를 보나, 협순 지지, 심미성, 발음, 위생의 용이성 면에서 모두 불리한 경우가 많다. 치조제 흡수가 심한 경우 협순지지를 위해서는 의치상레진이 필요하며, 심미, 발음과 관련하여, 가철성 의치로 수복해야 더 좋은 결과를 얻는다.

⑦ 광범위한 골이식이 고정성 보철물을 보장해주지 않는다.

2) 심하게 흡수된 상악에서의 임플란트 수복

① 전방부에 이용가능한 골이 있을 때는 상악동 골이식을 회피하는 방법으로 가능한 치료를 단순화시킨다. 즉 전방 임플란트를 이용한 overdenture, 또는 전방 fixed ceramic bridge와 후방 RPD의 조합, 또는 shortened arch fixed bridge 등으로 치료할 수 있다.

유럽과 미국에서 간혹 Zygoma implant(그림 7-27A), Pterygoid implant(그림 7-27B)를 사용하여 다소 무리한 디자인의 고정성 보철물을 제작하기도 하였지만, 최근에는 그 사용이 거의 없어지는 추세이다. 상악동 전후방 경계를 피해 기울여 식립한 implant도 잘 응용되면 좋은 결과를 보인다.

② 상악의 모든 부위에 가용골이 극도로 부족할 때는 광범위한 골이식이 필요할 수 있다. 과거 Onlay graft/sandwich graft 등 과격한 외과적 술식이 응용되었으나, 완전무치악에서 술식의 단순화를 추구하는 경향으로 최근에는 그와 같은 광범위한 골이식은 극히 제한적으로 응용되거나 하지 않는 추세이다. GBR술식, Sinus graft 술식의 개선과 다양한 골이식재의 개발, 임플란트의 개선 등으로, 가능한 광범위한 외과적 시술이 최소화 될 수 있는 부위에 임플란트를 식립하고 부가적 골이식술을 이용한 overdenture를 제작할 수 있다.

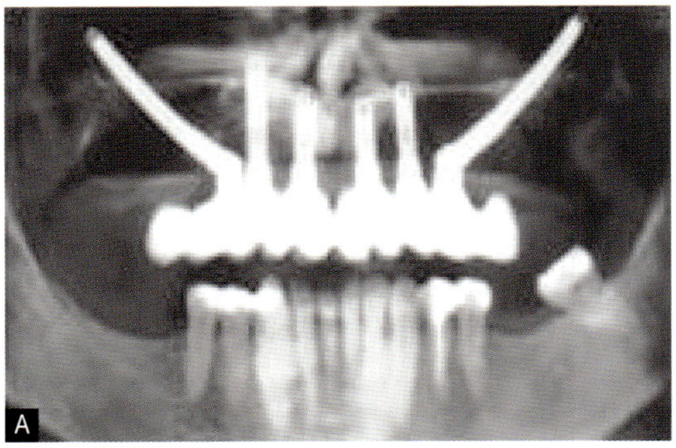

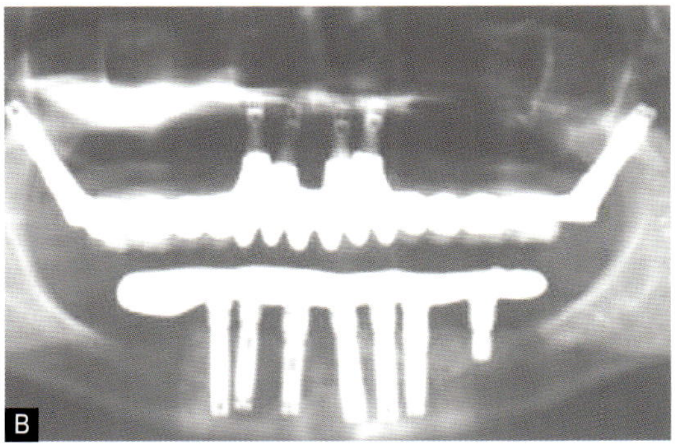

그림 7-27 상악동 골이식을 회피하기 위해 사용되었던 치료법. A. zygoma implant B. pterygoid implant. 상악동 골이식술의 개선과 더불어, A와 B는 거의 사용하지 않는 치료양식이 되었다.

3) 상악 무치악의 임플란트 치료 양식

≫ 무치악 상악의 치료방법 결정
다음의 질문들은 서로 밀접하게 연관되어 있다.

- 고정성 보철물과 가철성 보철물 중 어느 것을 선택할 것인가?
- 몇 개의 임플란트를 식립할 것인가?
- 골이식을 할 것인가, 골이식을 가능한 회피할 것인가?
- 환자의 경제/사회적 사정에 적합하고, 최소한의 고통, 예후가 최선인 치료는 어떤 방법인가?
- **치료방법 결정시 반드시 고려할 요소**
  해부학적 요소 : 치조제의 흡수정도, 악간관계, 악간공극, 잔존골질과 골량
  나이, 전신적 건강상태 : 고령일수록 가능한 단순한 치료를 제공한다.
  환자의 희망, 경제적 상태
  심미, 발음
  치과의사의 능력, 지식, 숙련도, 경험

(1) fixed ceramic bridges(그림 7-28~30)

① 적응증

- 골흡수가 최소한일 때(잔존치조제가 수직적이고 풍융하다)
- 전후방으로 임플란트를 분포하여 식립할 수 있을 때
- 정상적인 악간관계 : 상악골 흡수가 상당히 진행된 증례에서 술자의 선호도에 의해 무리하게 고정성 ceramic bridge로 수복하는 경우를 종종 보게 되는데, 발음, 심미성, 입술지지, 위생관리 면에서 적당하지 않은 결과를 보일 수 있다.
  정상적인 치관길이에서 크게 벗어나지 않는 수직공극(< 15mm)

② 필요한 임플란트의 개수

- 6~10개(6개 : shortened arch, 8~9개 : 제 2대구치까지 수복)
- 분포가 적절할 경우 3 piece 이상으로 나누어 보철물을 제작한다.
- 임플란트의 위치가 수복하고자 하는 치아위치와 일치해야 한다.

③ CAD/CAM, MAD/MAM system을 이용한 보철물의 제작

- 상당히 정밀한 적합성을 지닌다.
- 균일하거나 최소한의 정확한 전장도재공간의 부여가 용이하다.
- 주조금속의 주조 후 냉각시 금속구조물이 변형되거나, 금속내 미세 기포가 함입되는데 지르코니아 구조물은 이런 단점이 없다.

- 지르코니아 구조물은 전장도재 축성시 뒤틀림 현상, 변형이 없다. 이는 long bridge제작에 있어 더욱 장점이 있다. 또한 심미적이다. 단, 충분한 강도와 전장도재 파절을 방지하기 위해 구조물의 세심한 디자인이 필수적이다.

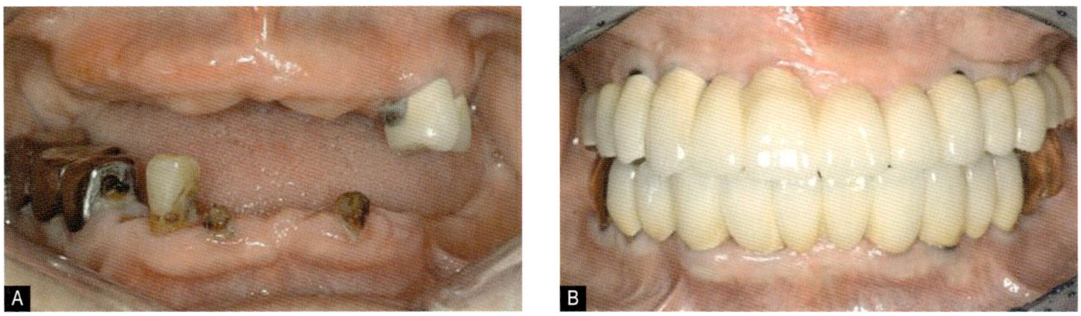

그림 7-28 A. 고정성 보철물로 수복할 수 있을 정도로 상악 치조제의 수직적 소실이 심하지 않은 경우이다. B. Fixed ceramic bridge로 치료 완료 한 모습.

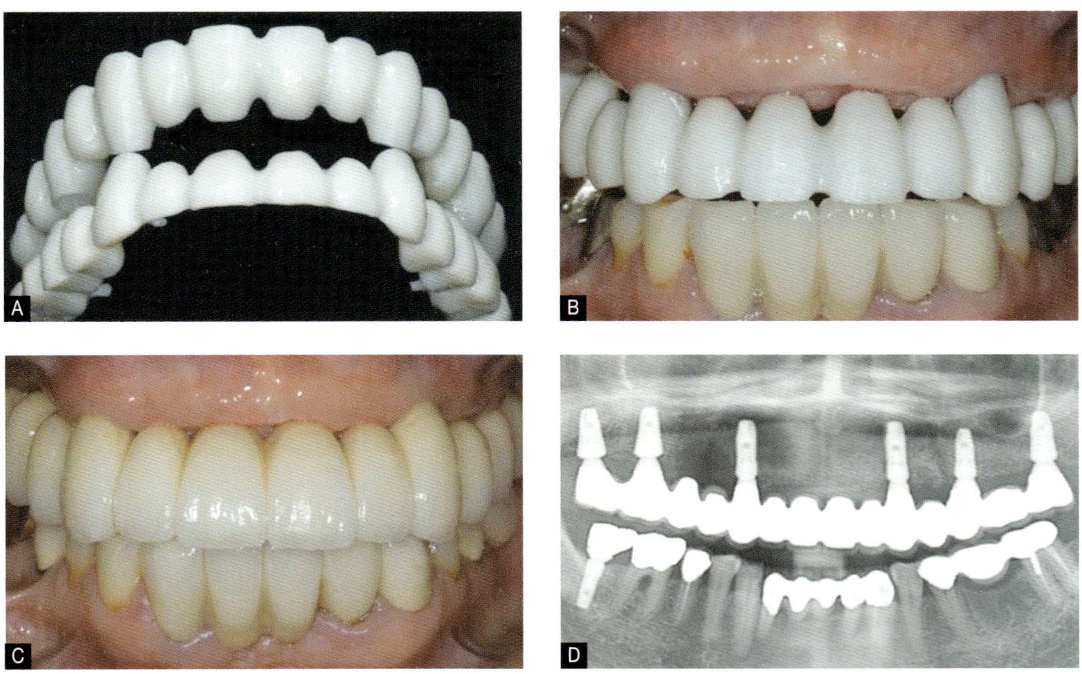

그림 7-29 A. Rainbow MAD/MAM system(Dentium Co. Korea)으로 제작한 zirconia Framework B. zirconia framework을 구강내 시적한 모습 C, D. 6개의 잘 분포된 임플란트 위에 일체형으로 완성된 cement-retained bridge로 수복한 모습이다. Zirconia long bridge는 제작 과정시 뒤틀림 현상이 없이, 상당히 정밀한 frame제작과 균일한 전장도재 공간 부여가 가능하다.

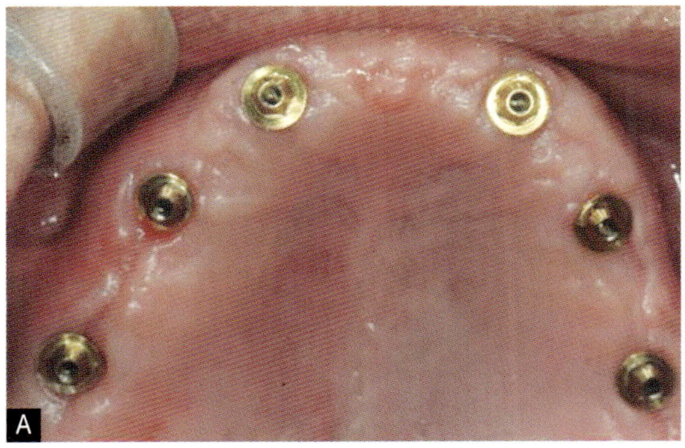

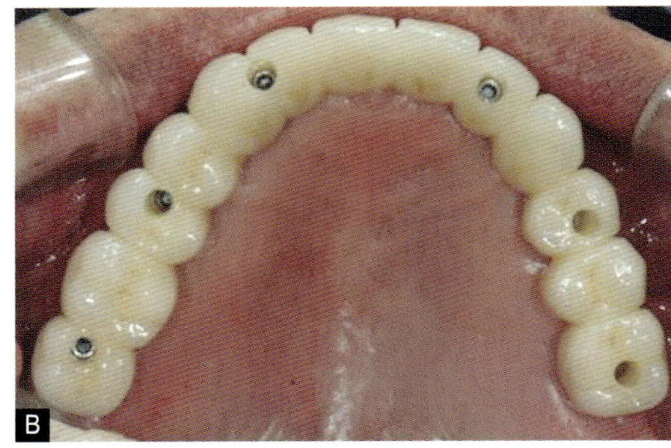

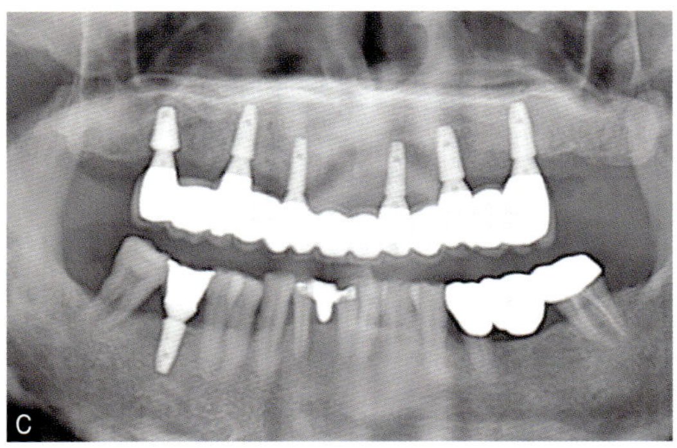

그림 7-30 MAD/MAM system 제작과정을 이용하여 screw-retained zirconia bridge로 수복한 증례. A. screw abutment를 연결한 모습 B. 체결된 one-piece bridge

(2) fixed detachable prosthesis(cantilever prosthesis, hybrid fixed prosthesis)

틀니에 사용하는 복합레진 인공치와 의치상 레진을 금속강화물위에 배열하여 제작한 보철물을 기본적으로 나사를 이용하여 고정시키는 형태로써, 흡수된 경/연조직을 의치상 레진으로 대체할 수 있고 제작과 보수가 metal-ceramic bridge보다 단순하다.

① 적응증(그림 7-31, 32)

- 골흡수가 중등도로 진행되어 보철물에 잇몸의 재현이 상당량 필요하고,
- 환자가 고정성을 원하는 경우
- 미소선이 심하게 높지 않은 경우

② 필요한 임플란트 개수

- 위에서 언급한 고정성의 개념을 취한다.
- 6개 이상을 가능한 전후방으로 잘 분포시켜 식립하며, 치아의 위치와 일치시킬 필요는 없다.
- 서양에서는 상악의 4개 임플란트 위에 전악 고정성 보철물을 제작하는 All-on-Four 개념도 받아들여지고 있으나, 섭취하는 음식의 종류,악궁의 형태가 다른 한국에서는 연구가 필요하다. 다각도로 분석하여

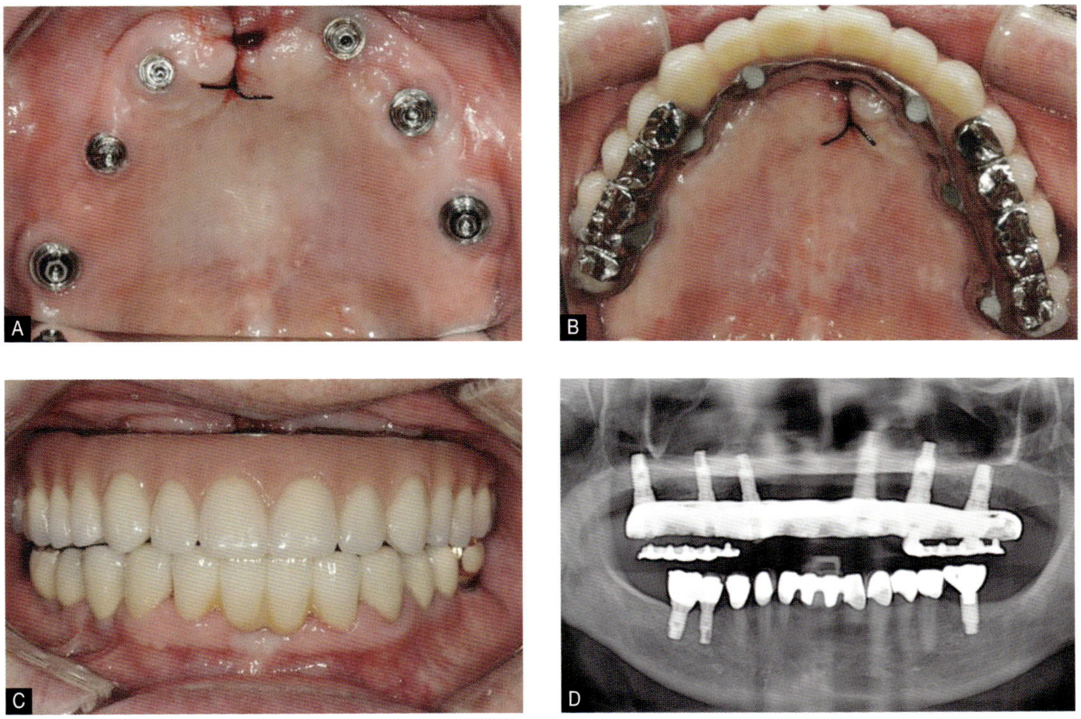

그림 7-31 **A.** 식립된 임플란트 중 1개는 실패로 제거하였다. **B, C.** 연결된 fixed hybrid bridge. 중등도 이상의 치조제가 상실되어 pink resin의 양을 보라. 환자는 구강위생상태가 매우 양호하여 bridge주면을 잘 닦고 있었다. 대합치는 고정성 보철물 또는 자연치로, 레진치아의 마모, 파절을 막기 위해 금속 교합면으로 제작하였다. **D.** 치료완료 후 파노라마 방사선 사진

꼭 필요한 경우가 아니라면 극단적으로 임플란트 수를 줄일 필요는 없다고 여겨진다.

③ 상악에서는 적응증의 선정과 치료과정에 주의가 필요하다.

- Bridge하방의 위생관리 문제로 의치상을 순측으로 충분히 연장할 수 없다.
- 결과적으로 보철물의 순측 지지가 부족할 수 있다.
- 치조정 초기 골흡수가 심한 경우는 abutment 가 노출될 수 있다.
- 미소선이 높은 경우, 보철물의 경계가 보일 수 있다.
- 구개측 형태가 해부학적 형태와 거리가 멀 경우에는 발음에 지장을 초래한다.
- 보철물 하방부와 치은사이에 공간이 있게 되면 발음이 새는 경우가 생긴다.
- 금속구조물의 적합성, 디자인에 많은 주의를 기울여야 한다.
- 대합치가 고정성 보철물 또는 자연치일 경우, 레진치아의 마모를 막기 위해 금속 교합면이 필요하다.

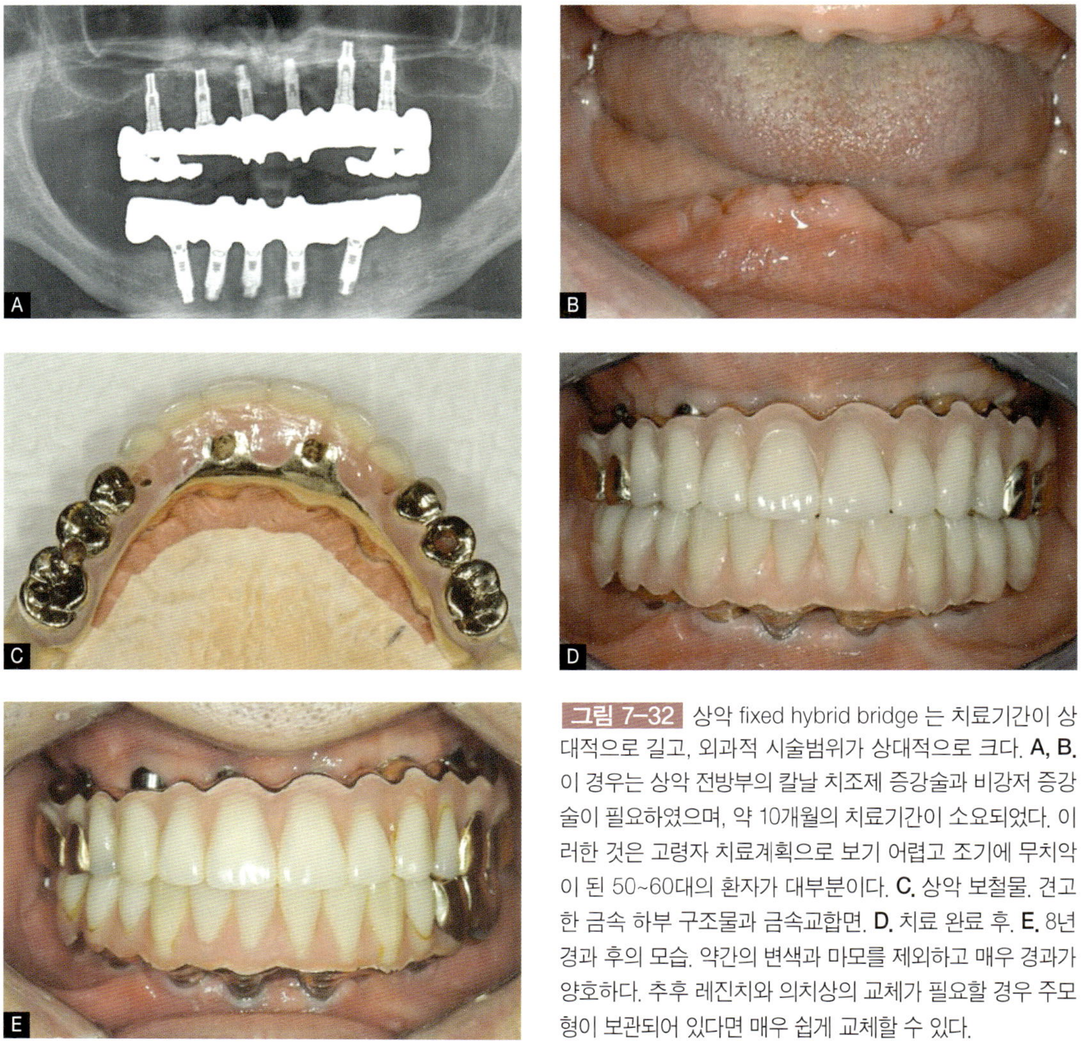

그림 7-32 상악 fixed hybrid bridge는 치료기간이 상대적으로 길고, 외과적 시술범위가 상대적으로 크다. **A, B.** 이 경우는 상악 전방부의 칼날 치조제 증강술과 비강저 증강술이 필요하였으며, 약 10개월의 치료기간이 소요되었다. 이러한 것은 고령자 치료계획으로 보기 어렵고 조기에 무치악이 된 50~60대의 환자가 대부분이다. **C.** 상악 보철물. 견고한 금속 하부 구조물과 금속교합면. **D.** 치료 완료 후. **E.** 8년 경과 후의 모습. 약간의 변색과 마모를 제외하고 매우 경과가 양호하다. 추후 레진치와 의치상의 교체가 필요할 경우 주모형이 보관되어 있다면 매우 쉽게 교체할 수 있다.

(3) combined method : anterior fixed bridge + posterior RPD(그림 7-33)

전치부의 골흡수는 비교적 적고 구치부 골흡수가 극히 심할 경우에 적용할 수 있다. 이러한 경우는 다음과 같은 방법으로 치료할 수도 있다. (1) 상악동 골이식을 동반하여 구치부까지 임플란트 식립 후 전악을 고정성 보철물로 수복 (2) 상악동 전방에 국한하여 식립된 4~6개의 임플란트를 이용하여 제 2소구치나 제 1대구치까지만 짧은 악궁의 cantilever prosthesis로 수복, (3) 상악동 전방에 국한하여 식립된 4~6개의 임플란트를 이용하여 overdenture로 수복한다. 그러나 다음의 경우에 그 각각의 치료방법을 적용할 수 없다. 즉 (1) 상악동 골이식 또는 긴 치료기간을 환자가 거부하는 경우, 상악동 하방의 골 뿐만 아니라 협측골도 심하게 퇴축되어 칼날 치조제가 될 뿐 아니라 하악과 반대교합관계가 되는 경우 (2) 악궁이 널찍하여 전방에 식립된 임플란트의 전후방 분포가 직선적일 경우 후방연장길이가 제한된다. (3) 전방부의 수직적 공극이 부족하면 overdenture에 필요한 mesostructure, superstructure 및 의치치아를 위한 공간이 부족할 수 있다. Telescopic overdenture를 계획한다고 하더라도 전방부 임플란트 PFM bridge와 구치부 RPD를 설계하는 것보다 유지 관리와 심미적인 면에서 불리하다.

따라서 전방부 임플란트 bridge와 구치부 RPD의 조합은 앞서 언급한 제한점이 있는 경우에 있어 좋은 결과를 보일 수 있다. RPD의 지지형태는 식립된 임플란트의 길이, 직경, 수, 분포등을 고려하여 rigid support 또는 resilient support 디자인을 적용한다.

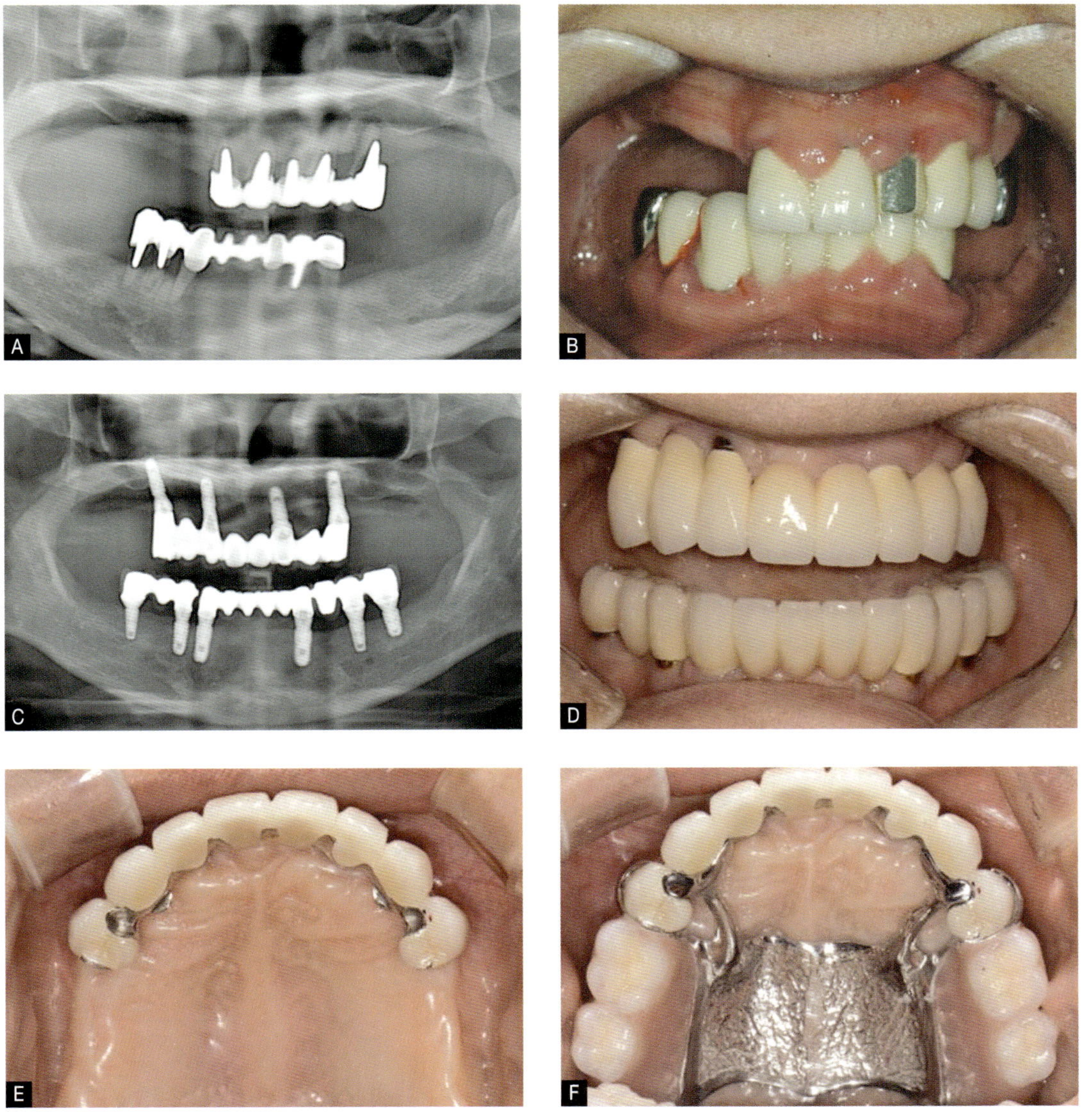

그림 3-33 A~F 40대 중반의 여성인 환자. 상악 전치부 조차 임플란트를 위한 가용골이 심하게 부족하였고, #12~17부는 칼날 치조제 상태이다. 구치부는 좌 우측 모두 수직, 수평적으로 가용골이 거의 없었으며 구강전정도 낮은 상황이었다. 여성 환자의 연령을 고려하여 최소한 전치부는 고정성 bridge를 계획하고, 구치부는 RPD로서 소실된 연조직 볼륨과 치아를 회복하였다. 상악의 임플란트 식립부위는 모두 협측골증강술, 제 1소구치부는 상악동 골이식도 동시에 필요하였다. (계속)

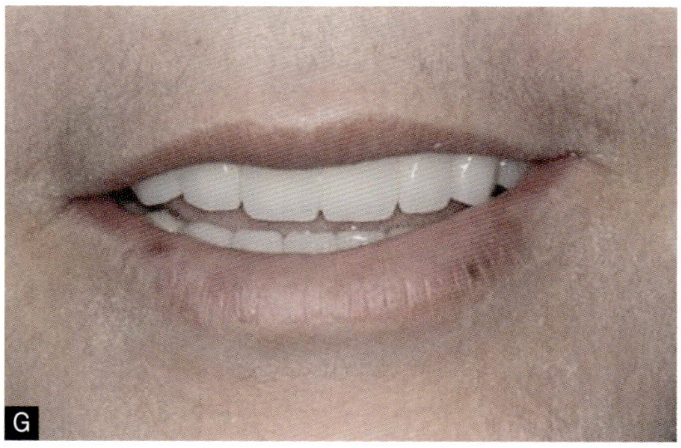

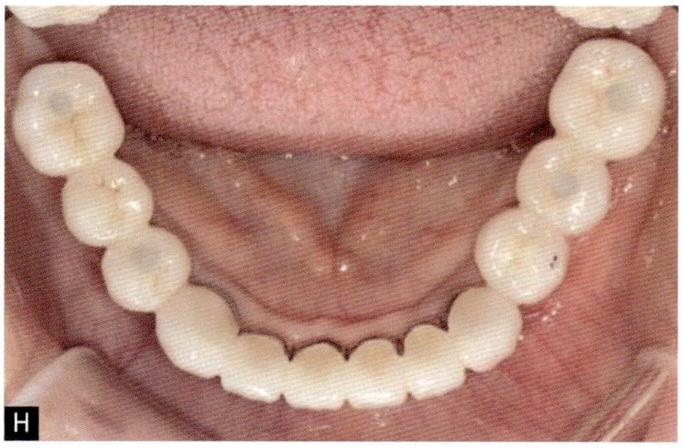

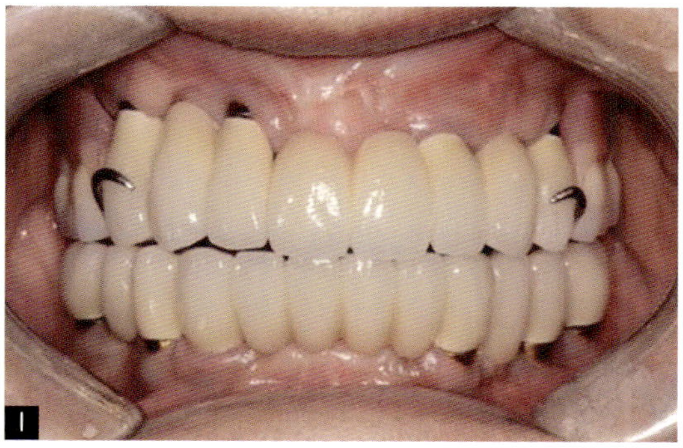

그림 3-33 G~H 골 여건이 극도로 불량하였던 우측 제 1소구치부 임플란트는 임시의치 기간 중 골유착이 실패하였으며 다시 식립하였다. 성공적으로 최종 보철물을 완성하였다.

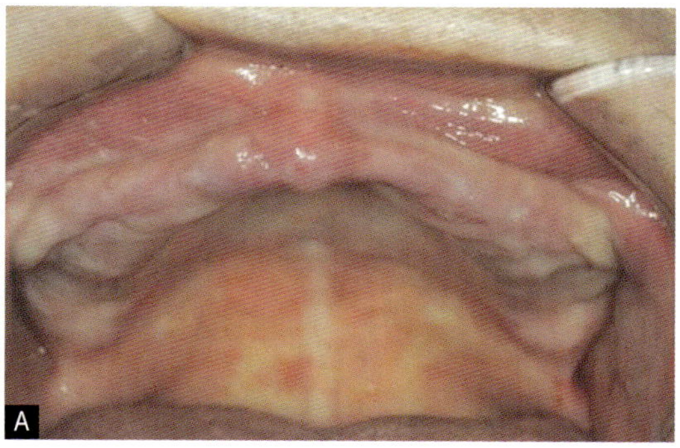

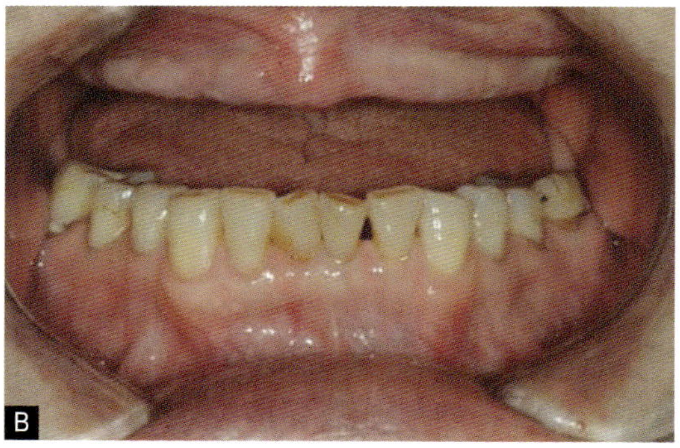

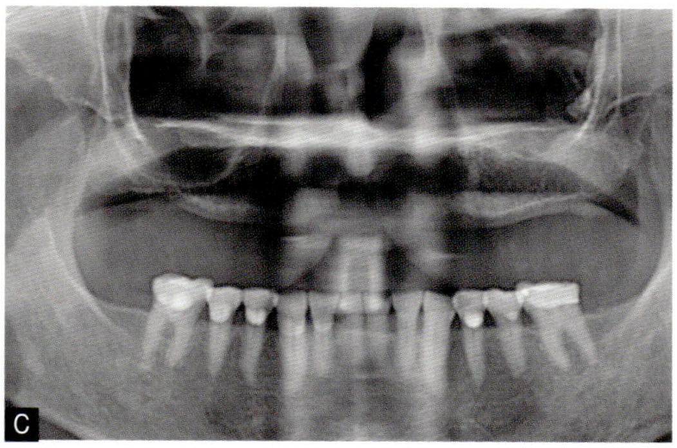

그림 3-34 A~C 구치부 fixed bredge와 전방 RPD의 조합증례. **A~C.** 70대 후반의 여성으로 심한 구강건조증과, 대합치가 유치악인 상악 무치악, 상악 전방부의 칼날 치조제와 가동성 점막 등의 이유로 총의치의 사용이 매우 곤란하였다. 상악 치조제의 흡수상태와 상순지지 필요성을 충족시키기 위해서 overdenture 적응증이다. 대부분 상악동 전방부에 임플란트를 식립하고 overdenture를 계획하기 쉬우나, 실제 칼날 치조제를 가진 상악동 전방에는 임플란트를 위한 가용골이 극도로 제한되어 고령자에게 적합한 치료계획을 세우기 어렵다. (계속)

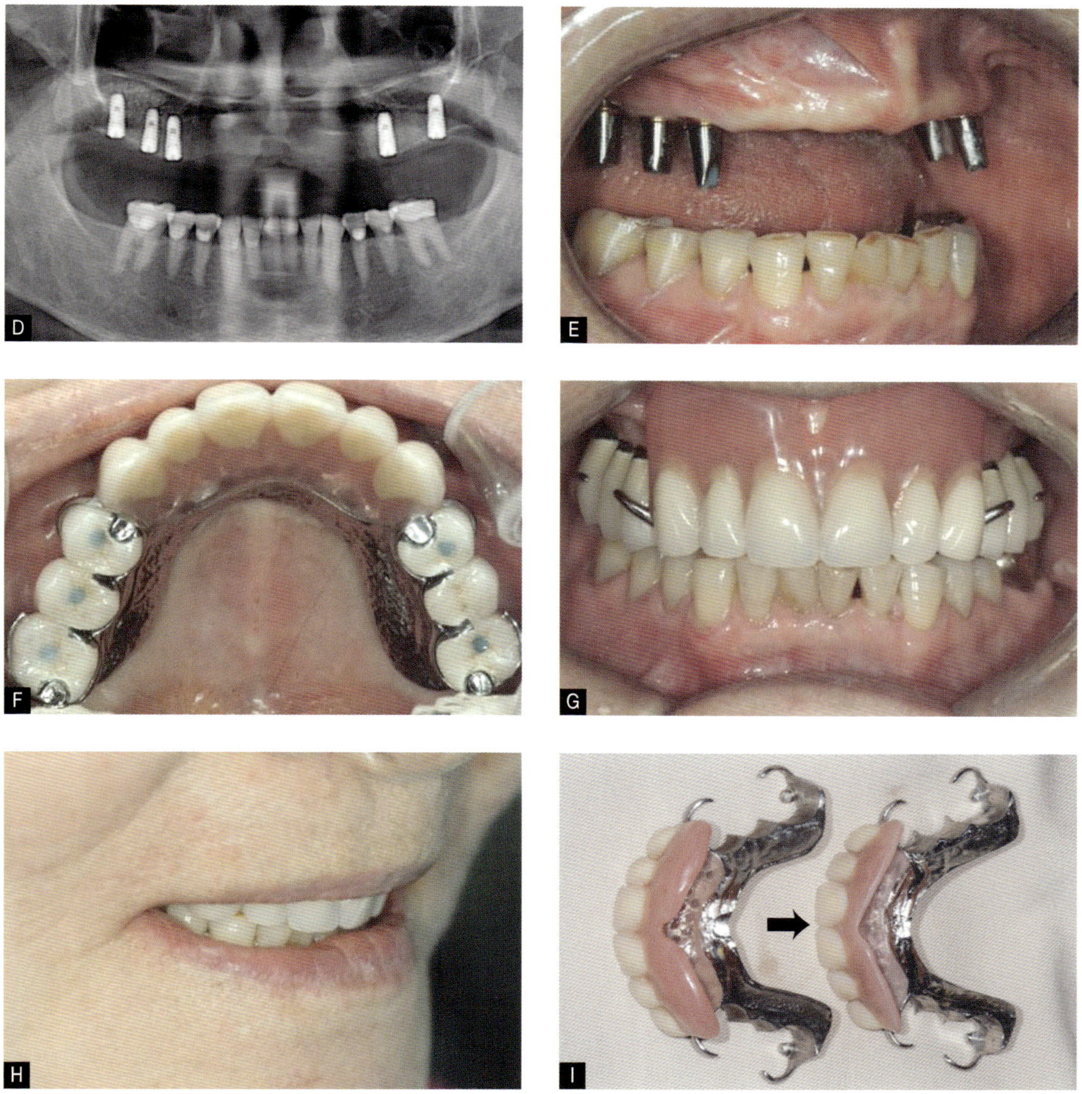

그림 3-34 D~I **D.** 오히려 이 경우는 구치부 치조제 상황이 더 양호하여 우측 구치부에 상악동저 증강술을 포함하여 구치부에 식립하였다. 구치부의 고정성 bridge 및 전치부는 입술지지를 위해 RPD로 계획하였다. **E~H.** 구치부의 고정성 bridge 와 전치부의 RPD로 치료해주었다. **I.** 환자는 견고한 지지의 RPD도 잇몸에 닿으면 못견디겠다고 호소하여 RPD framework 크기와 의치상 레진의 크기 및 접촉정도를 줄여서 다시 제작해 주었다(우측이 새로 제작한 RPD).

(4) overdenture

① 적응증

상악 치조제의 골량이 심하게 부족하거나, 3급 악간관계가 된 경우 overdenture 적응증이 된다. 상악 치조제의 흡수가 진행된 경우 협측은 협순지지 및 심미목적으로, 구개측은 발음이 새지 않도록 반드시 흡수된 경조직과 연조직이 보철물로 대체되어야 하는데, 이는 고정성 보철물로는 불가능하다. 상악의 해부 형태학적 구조/골질/심미적 고려; 협지지(facial support), 치아의 길이/연조직 관리/보철물의 유지관리 및 보수, 청소의 용이성/발음/경제성을 고려하여 고정성으로 치료할 수 있을지 아니면 overdenture를 선택하는 것이 좋을지를 결정한다. 치조제 흡수가 진행된 경우 심미성, 발음, 구강위생관리와 같은 면에서 고정성 보철물보다 overdenture가 더 낫다.

② 임플란트 식립위치와 개수

일반적으로 4~6개의 임플란트를 악궁내에 잘 분포시켜야 하지만, 많은 경우 상악동 전방에 식립이 국한되며, 상악동 전방 경계를 피해서 최후방 임플란트를 원심으로 기울여 식립하기도 한다. 상악동 거상술 같은 부가적인 수술은 overdenture 치료법에서는 회피할 수 있다. 그러나 무치악 기간이 오래될 수록 상악동 전방의 치조골 역시 매우 얇게 퇴축되어 상당한 골증대술이 필요한 경우가 많으며 이는 노인 환자에게 매우 힘든 과정이다. 또한 심하게 퇴축된 치조제에 식립된 임플란트는 의치의 구개측으로 식립되어 유지장치가 의치의 구개측으로 돌출될 수도 있다. 최근에는 상악동 골증강 수술이 단순화 되었고 전치부 순측 골증대술보다 덜 침습적일 수 있다. 따라서 상악 overdenture를 위한 임플란트 식립위치는 가능한 환자에게 덜 침습적인 위치를 3차원적으로 고려하고, 의치의 디자인에 방해가 되지 않는 위치에 식립하는 것이 좋겠다.

③ overdenture의 디자인

- 임플란트의 분포가 전치부에 국한되어 있고, 직선적으로 배열되어 있을 때, 골질이 매우 불량할 때, 구개부와 치조제에서 추가적으로 의치의 지지를 얻는 것이 필요하다. 의치상의 연장은 총의치와 같이 최대한 연장한다(그림 7-35).
- 4~6개의 충분한 수의 임플란트가 최대한 악궁의 전후방으로 분산되어 식립된 경우, 임플란트에서 견고하게 의치의 지지와 유지를 얻을 수 있으며 이런 경우 의치의 구개부위를 열어준다(그림 7-36).

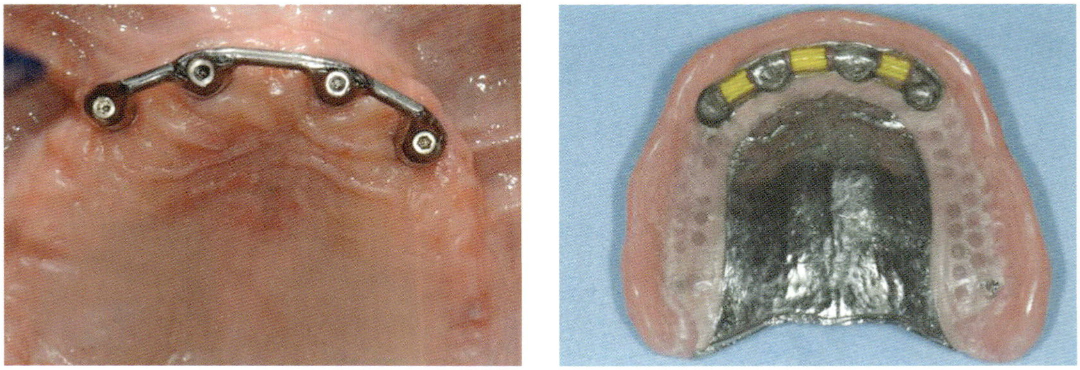

그림 7-35 불량한 골질과 골량이 있는 전치 부위에 식립된 임플란트, 가능한 부하를 분산시키기 위하여 총의치와 같이 의치상을 연장시켰다.

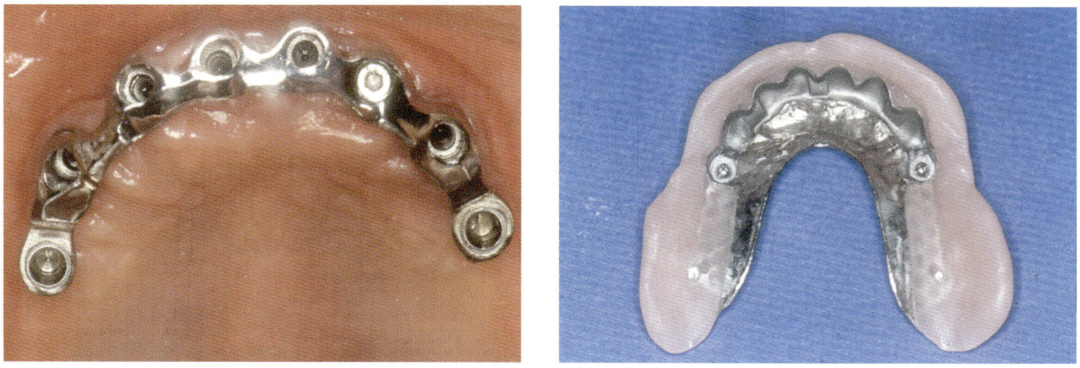

그림 7-36 milled bar with distal Ceka attachment를 이용한 overdenture. 충분한 수의 임플란트가 식립되어 임플란트에 의해 대부분의 지지와 유지를 얻는 형태로 의치가 설계되었고 구개부는 열어준다. 구치부 지지는 부가적으로 점막부에서 얻는다.

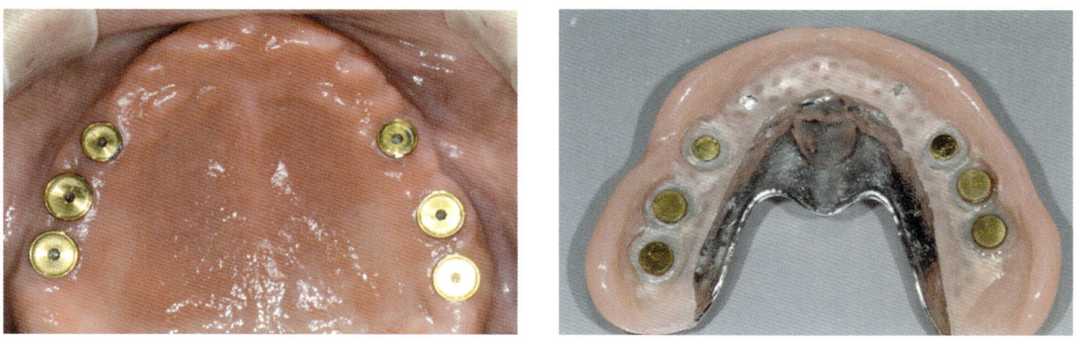

그림 7-37 상악 임플란트를 반드시 splinting 할 필요는 없다. Magnetic attachment를 사용한 overdenture 증례. Magnetic attachment는 임플란트에 측방력을 덜 가하며, 환자가 의치를 손쉽게 착탈할 수 있는 장점이 있고, 위생관리가 용이하다.

- 가능한 임플란트를 splinting 하여 주는 것으로 알려졌으나, 임플란트의 개선과 임상술식의 개선, 임상경험과 연구의 축적 등으로, 부분적 splinting 또는 solitary attachment design도 성공적으로 사용되고 있다(그림 7-37).

④ attachment의 디자인

bar attachment

- 장점 : 골질이 불량한 상악에서 임플란트를 splinting함으로써, 불리한 방향의 부하를 분산시키는 것으로 알려졌지만, 최근의 경험에 의하면, solitary attachment에 비해 유의성은 없는 듯하다.
- 단점 : 기공과정과 임상과정이 까다롭다/치료비가 비싸다/attachment 하방에 점막증식이 잘 생긴다(그림 7-38)/위생관리가 상대적으로 어렵다/의치의 파절을 막기 위해 금속구조물이 반드시 필요하다/attachment를 적용하기 위해서는 수직적으로 약간 공극이 충분해야 한다.

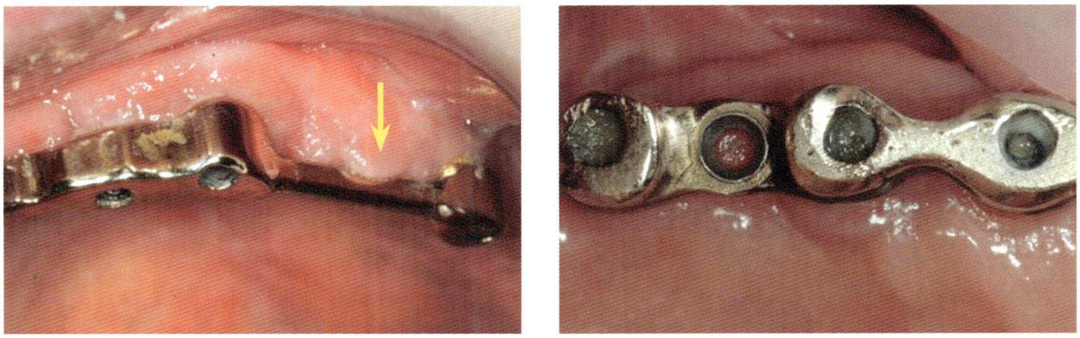

그림 7-38 A. Bar와 점막간 거리가 충분하지 않으면 점막이 증식되기 쉽다. B. outer framework과 접촉이 있는 부위는 마모되기 쉽다.

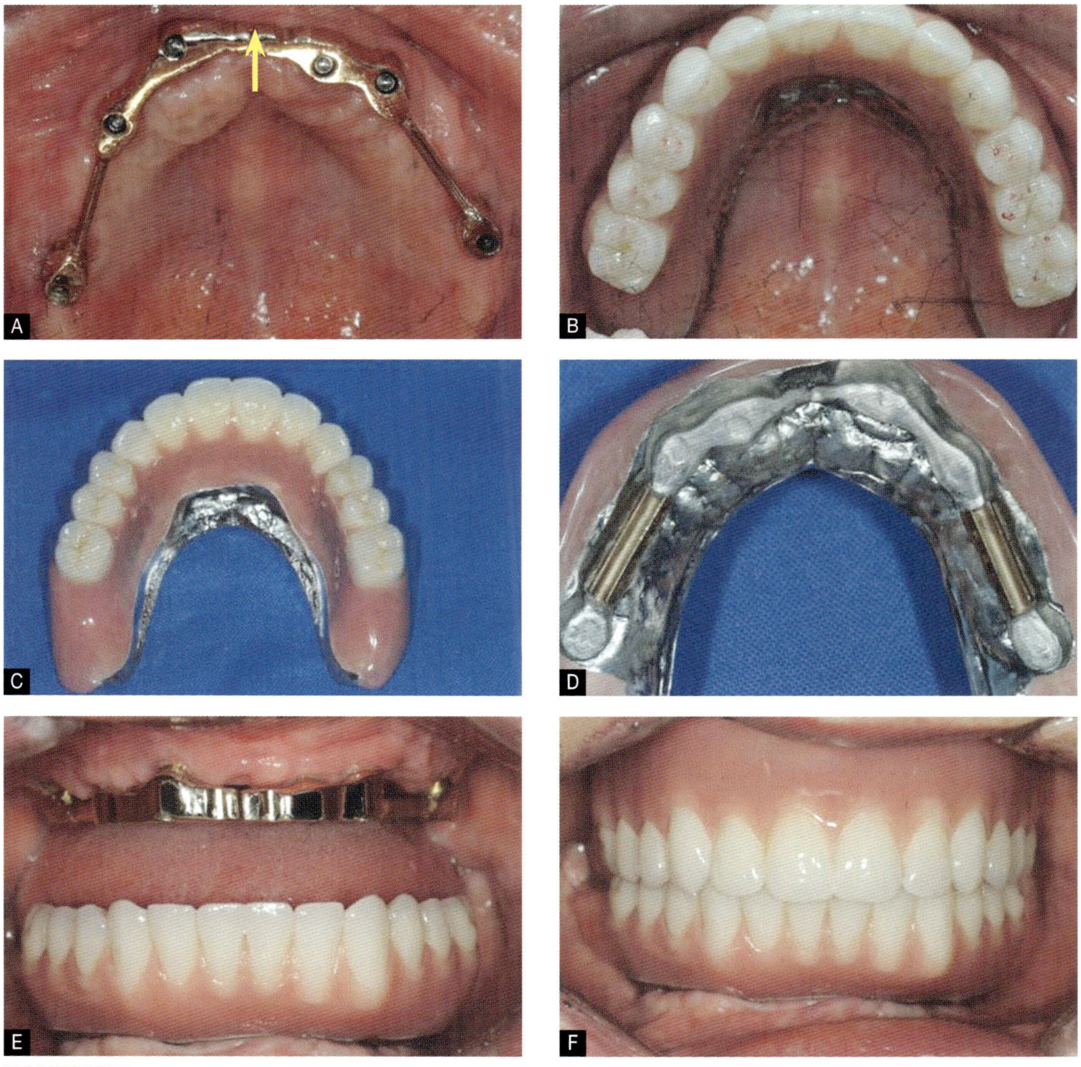

그림 7-39 임플란트가 분산 식립되어, 지지 형태의 overdenture를 제작하여 준 증례. 식립간격이 좁은 부위는 milled bar를, 넓은 부위는 Dolder bar unit를 사용하였다.

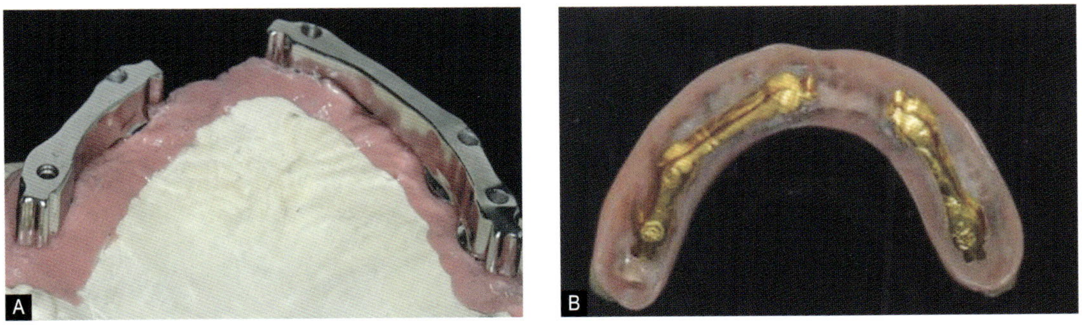

그림 7-40 konuscopic retention을 얻는, milled bar(A)와 electroforming한 Mesostructure를 지닌 의치(B). 매우 견고한 지지와 유지를 얻지만 제작비가 매우 비싸다(레인보우 기공소 김대수 소장 제공).

- 기성 bar : 임플란트의 중심축 간 거리가 12~14mm 간격이 되도록 식립한다. 교합력이 강한 경우, bar의 마모와 female의 탈락이 빈번할 수 있다.
- Milled bar : 임플란트가 가깝게 식립 되었을 경우 또는 더욱 견고한 지지를 bar에서 얻고자 할 때는 일반적으로 milled bar에서 지지와 안정을 얻고 부가적 attachment를 달아 유지력을 얻거나(그림 7-36, 39) 또는 konuscopic retention을 얻는다(그림 7-40). 가능한 복잡한 기공술식이 필요하지 않고 유지관리가 간단한 attachment를 사용한다. attachment의 유지력은 환자가 간단하게 제거가능하면서 일상생활에서 의치의 탈락을 충분히 막아줄 수 있는 정도가 필요하다.
- 경우에 따라 bar에 후방연장부를 설계할 수 있다.
  양호한 골질/충분한 전후방 분포/충분한 임플란트의 수/교합력
- bar splinting의 범위를 나눌 수 있고, 대신 견고한 금속 상부 구조물에 의한 간접적 splinting이 요구된다.
- 연조직으로부터 충분한 거리를 두어야, bar 하방의 연조직 점막 증식을 피할 수 있다.
- Bar와 연조직과의 충분한 거리, bar의 체적, 금속 구조물, 의치상과 치아의 체적 등 수직적 공극이 상당히 필요하므로, 수직공극이 제한된 경우는 체적이 작은 solitary attachment를 적용한다.

상악에서 solitary attachment의 선택

- Ball & socket type attachment는 임플란트가 서로 평행해야 하므로, 상악에는 적절치 않은 경우가 많고 다수를 식립하는 상악에서 유지력이 너무 클 수 있다.
- Konus attachment는 제작과정이 민감하고 비용이 상대적으로 비싸다.
- Magnetic attachment는 측방력을 덜 가하고, 임플란트 사이의 평행성에 덜 민감하고 상대적으로 임상, 기공과정이 쉽다.

표 7-2. 임플란트의 수와 보철물의 형태

위치	임플란트의 수	보철물의 형태		주목할 점
하악	2개	overdenture	ball/bar	총의치형태
전방에 국한	3~4개	overdenture	solitary/bar	총의치형태
	4~6개	fixed cantilever prosthesis	screw retained	주의: cantilever
		fixed bridge		주의: cantilever
전후방 분포	4개이상 이상적으로는 6~8개 이상	fixed bridge		2~3 segments
상악	2개	overdenture		표준이 아님, 총의치 형태
	4~5개	overdenture	rigid bar	Horseshoe 디자인
	4개이상, 이상적으로는 6~8개 이상	fixed bridge		2~3 segments

≫ 심미적 고려(그림 7-41)

완전무치악의 임플란트 수복치료의 대상인 노인층 역시 심미적 치료에 대한 요구도는 매우 높다. 모든 치과치료에 있어 기능적 측면 뿐 아니라 심미적 측면은 동전의 양면으로써 매우 중요한 부분이다. 환한 미소를 보여줄 수 있는 치료는 이제는 거의 필수적이라고 할 수 있다. 반복되는 말이지만, 완전무치악 환자에게 심미성과 기능을 동시에 충족시키는 치료를 해주기 위해서는, 술전 치조제의 흡수 정도, 미소선의 높이 등을 고려한 올바른 치료계획, 치과의사와 기공사의 심미안이 매우 중요하다.

≫ digital protocol for reference-based guided surgery and immediate loading

무치악 환자의 치료시에 CAD/CAM 기술을 이용하여, 미리 계획된 최적의 위치에 정확하게 임플란트를 식립하고, 미리 제작한 임시의치를 연결하여 즉시부하를 가하는 방법이 최근 10년간에 걸쳐 응용되어왔고 현실에 적합하게 변형되어 왔다(그림 7-41~48). 이외에도 CAD/CAM 기술은 구강내 인상채득, 기공물의 설계와 제작 등에도 응용이 늘어나는 추세이다.

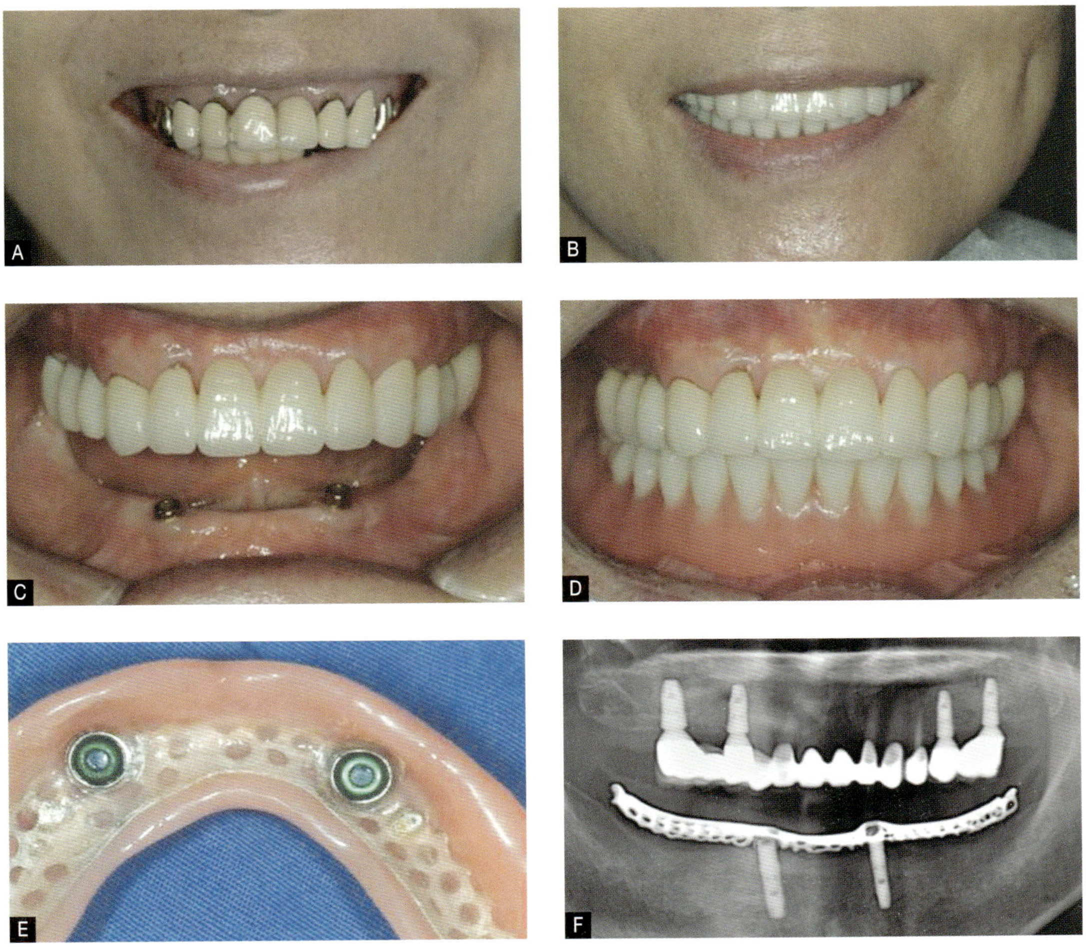

그림 5-41 70대 여성. **A, B.** 치료 전후의 모습. 노인이라 하더라도 최근에는 밝은 색조를 요구하는 등 심미적 요구도가 상당히 높다. **C~F.** Vita A1 shade의 상악 지르코니아 수복물과, 하악의 overdenture

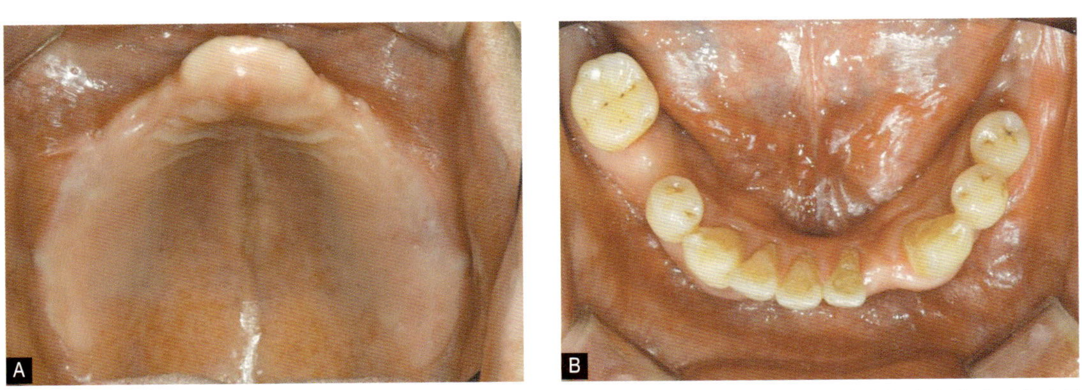

그림 7-42 NobelGuide™ System을 이용한 guided implantation 증례. **A, B.** 50대 중반 남자의 초진 소견. 총 6개의 임플란트를 식립 후 즉시부하를 위한 임시고정성 보철물 장착

(수술 : 서울대 양재호 교수, 즉시 부하를 위한 보철수복 : 여인성 교수)

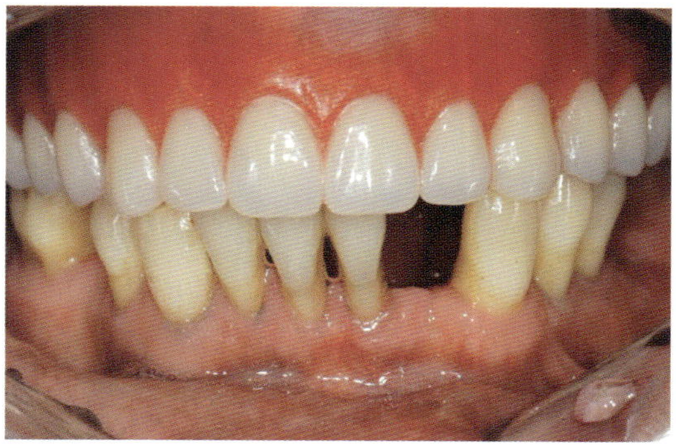

그림 7-43 진단 및 임시보철물을 위한 납의치 시적

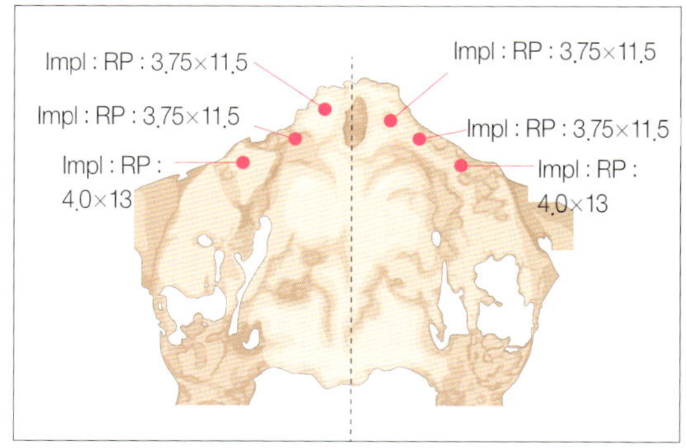

그림 7-44 임플란트 식립부위와 종류 결정

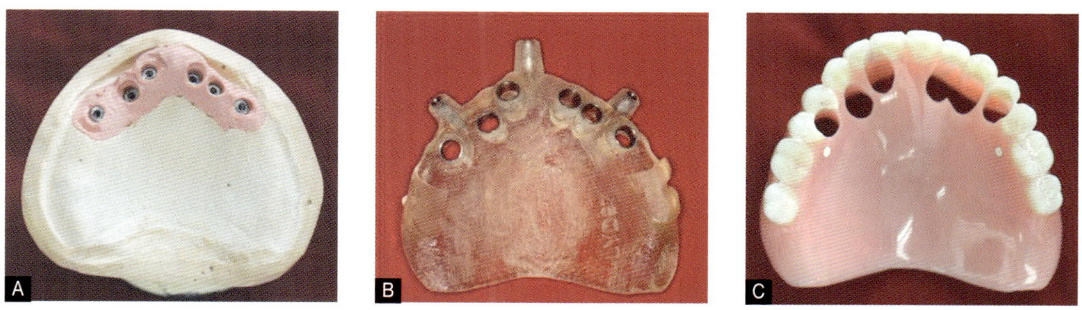

그림 7-45 A. soft tissue molel B. surgical template C. 즉시부하를 가하기 위해 준비된 임시의치

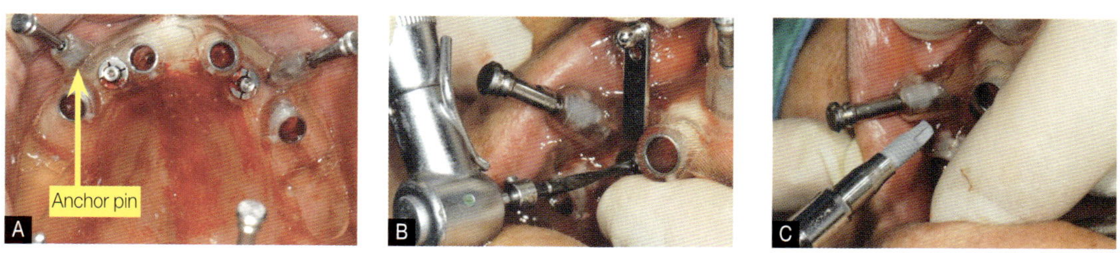

그림 7-46 외과적 시술과정(2007.6.18). A. Surgical template를 고정시킨다. B. 제조사의 drill kit를 사용하여 순차적으로 정해진 위치에 정확히 drilling한다. C. 임플란트를 식립한다.

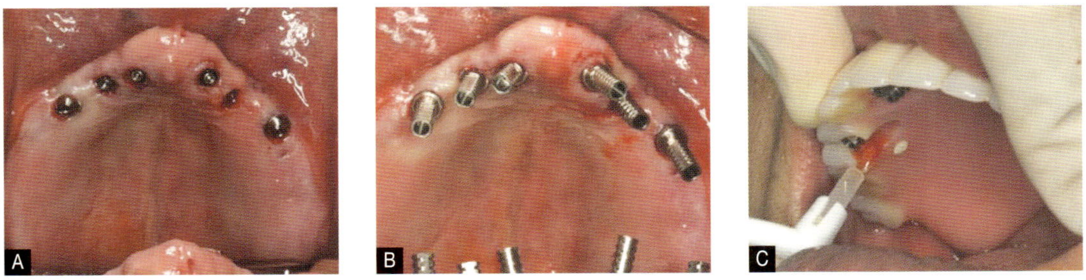

그림 7-47 즉시부하보철과정. A. 수술 직후 Abutment를 연결한 모습 B. temporary cylinder를 연결한 모습 C. 미리 제작한 임시의치를 장착하고 duralay pattern resin을 사용하여 cylinder와 연결한다.

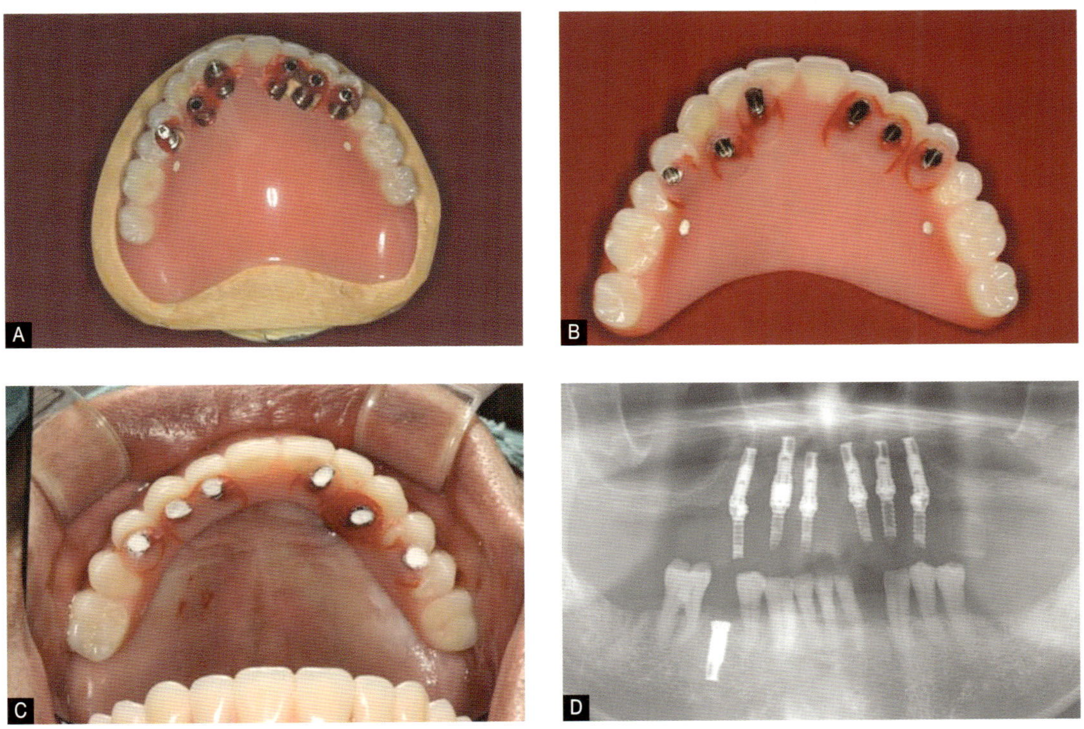

그림 7-48 임시수복물의 제작과 장착. A. temporary cylinder와 연결된 임시의치를 주모형상에 연결한 모습 B. 뚫린 부위에 레진을 채운다. C. 불필요한 부위를 잘라 다듬고 구강내에 연결한 모습 D. 수술 당일 임시수복물 장착 후의 파노라마 소견

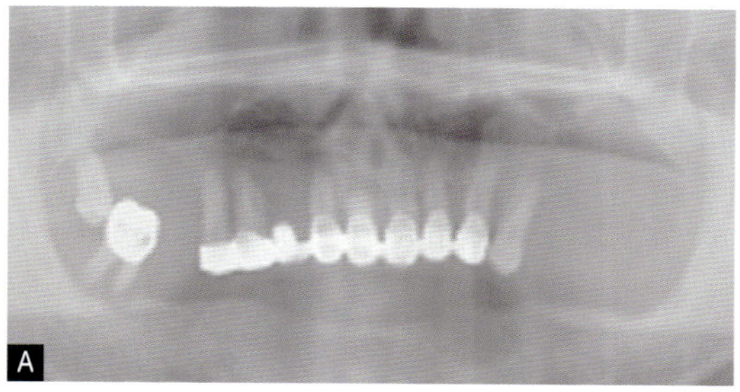
A. 초진 시 orthopantomograph(2002년 9월). 45세 남자환자

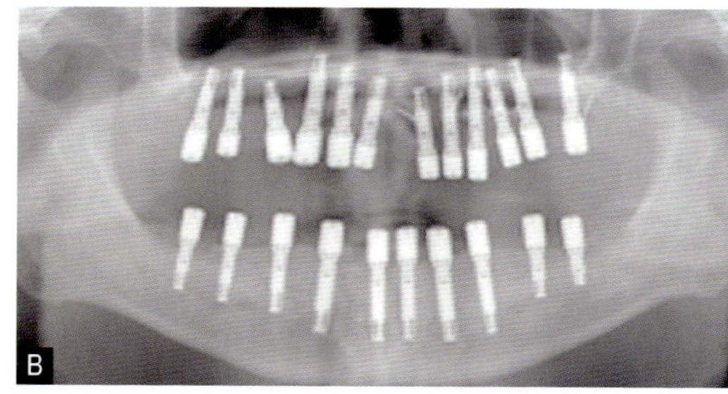
B. orthopantomograph(2003년 10월)

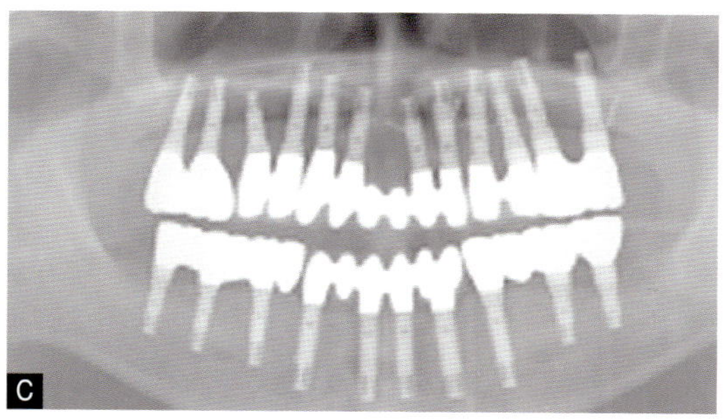
C. orthopantomograph(2004년 2월)

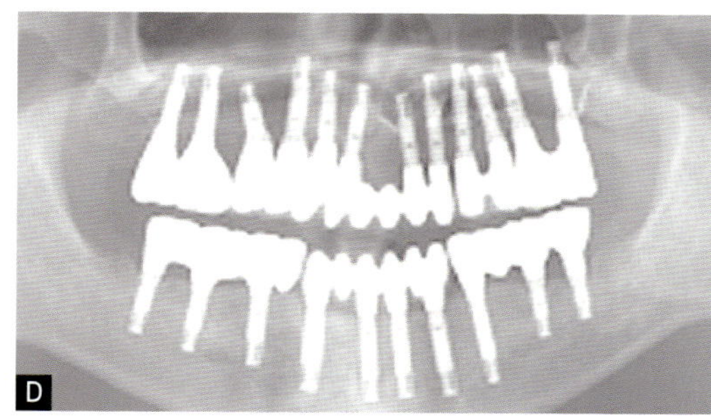
D. orthopantomograph(2006년 11월)

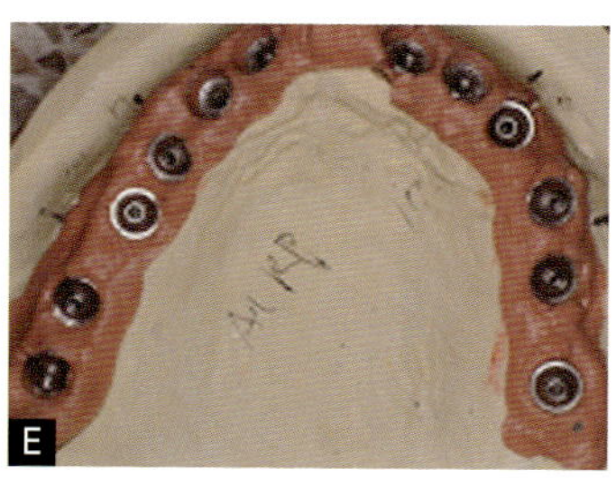
E. maxillary preliminary cast

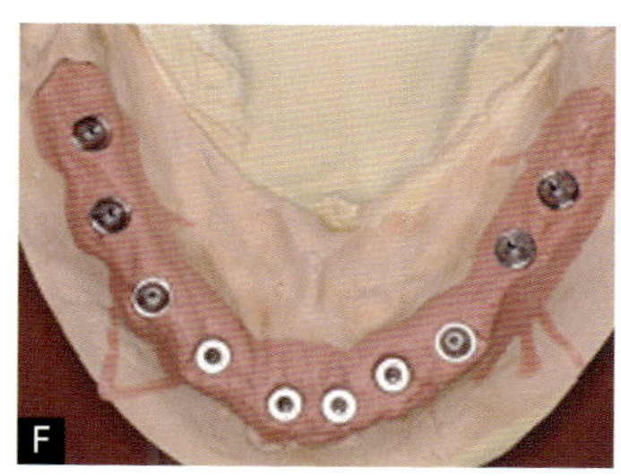
F. mandibular preliminary cast

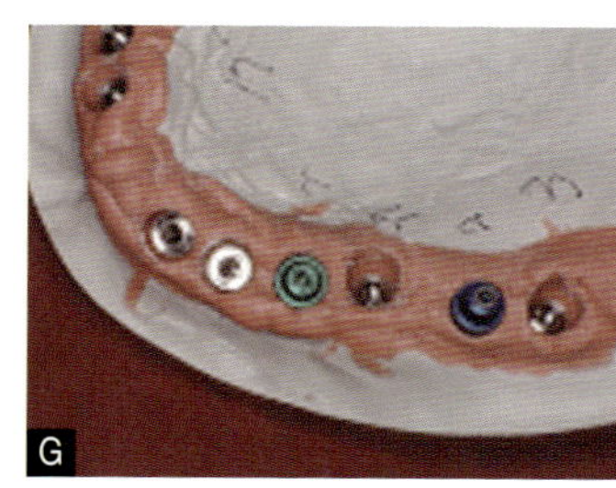
G. abutment selection

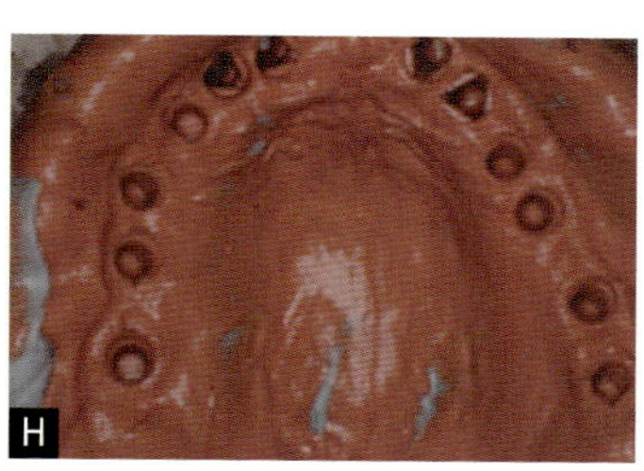
H. maxillary final impression

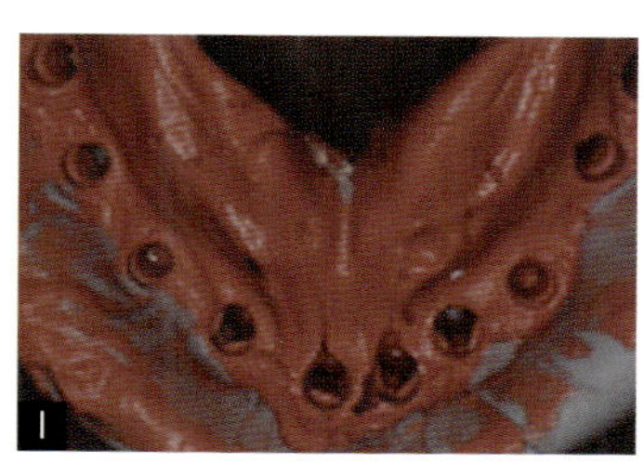
I. mandibular final impression

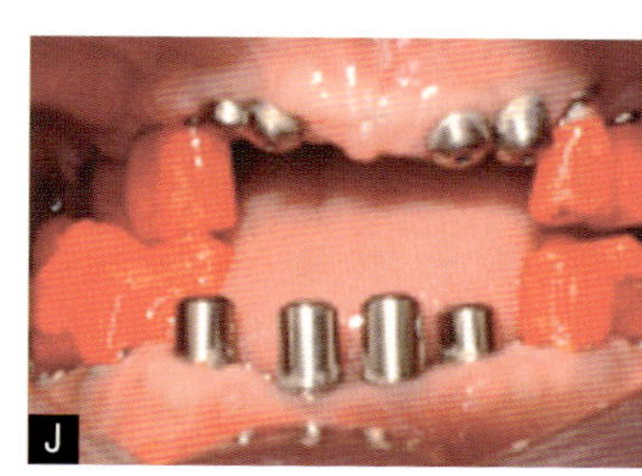
J. bite registration

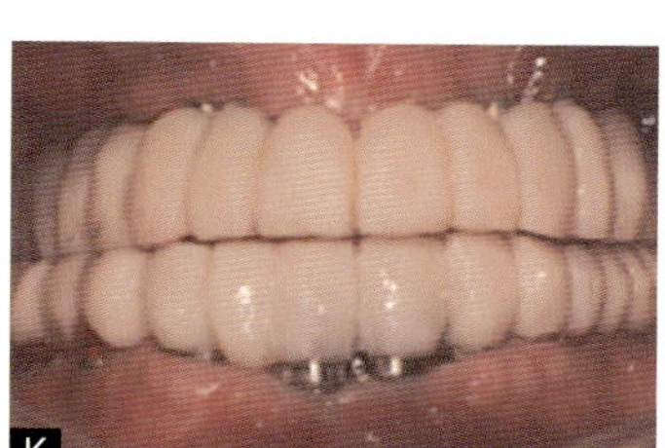
K. temporary restoration

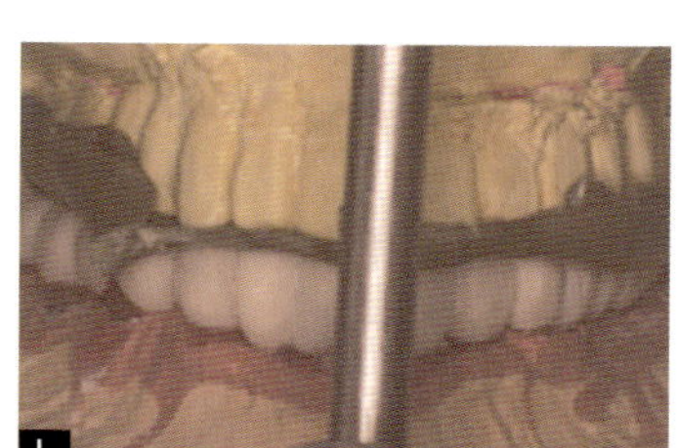
L. bite registration for mandibular prosthesis

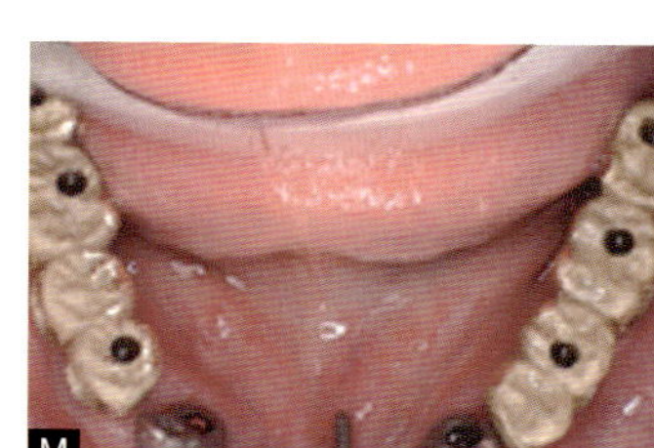
M. mandibular coping tried-in

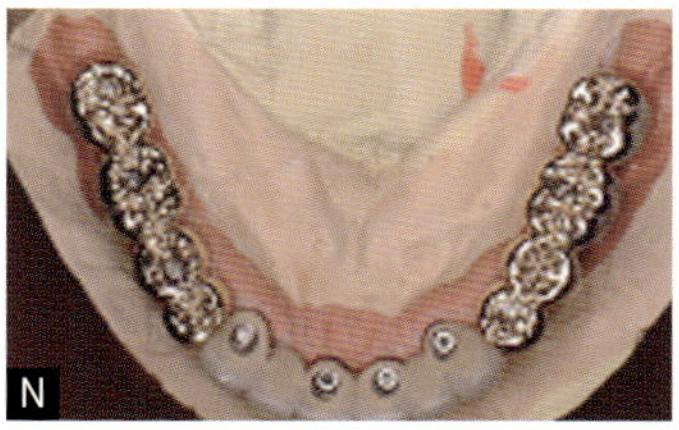

N. completed mandibular prosthesis

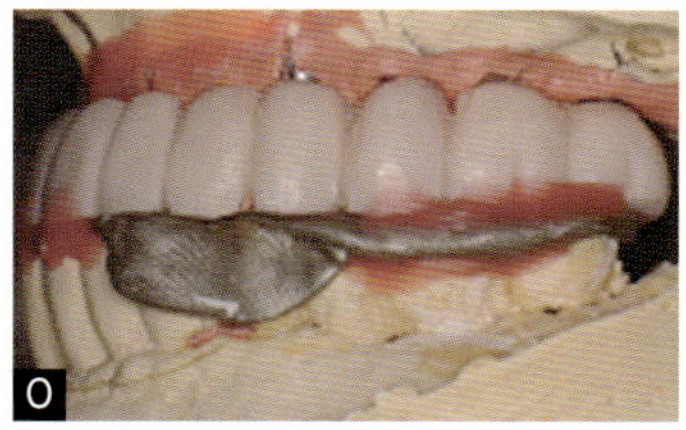

O. bite registration for maxillary prosthesis

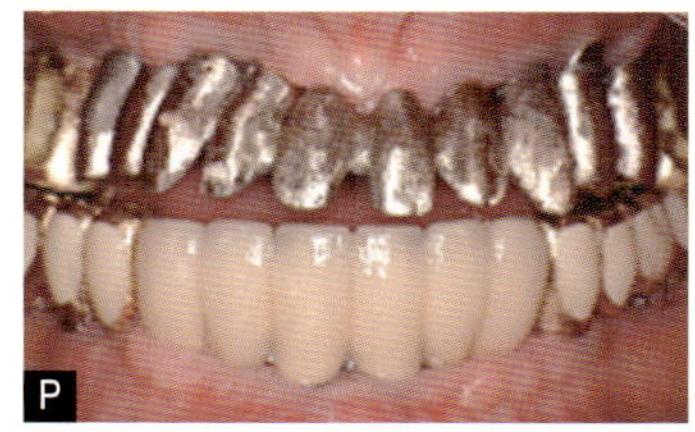

P. maxillary coping tried-in

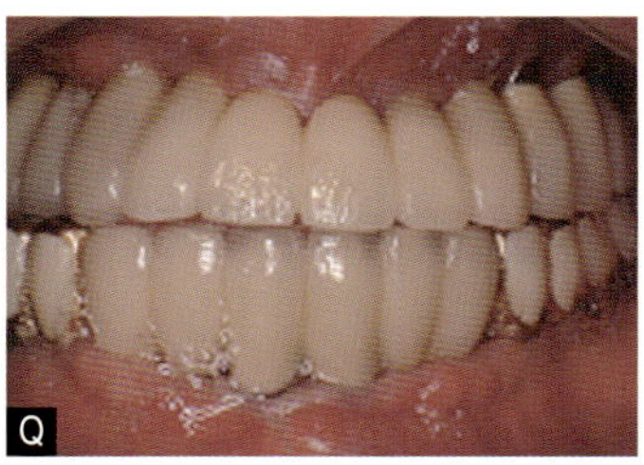

Q. completed prosthesis

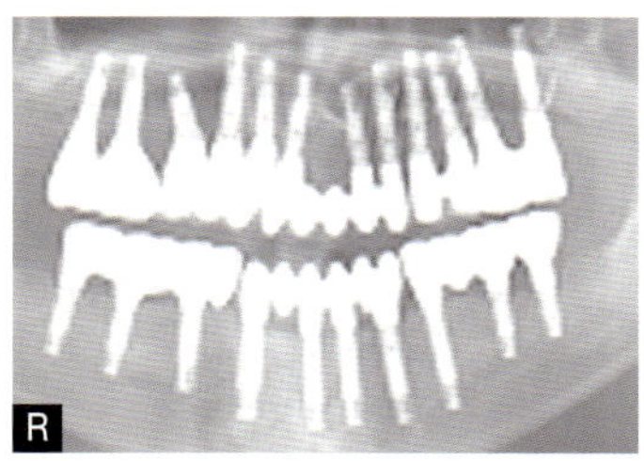

R. orthopantomograph after prosthesis delivery(2004년 2월)

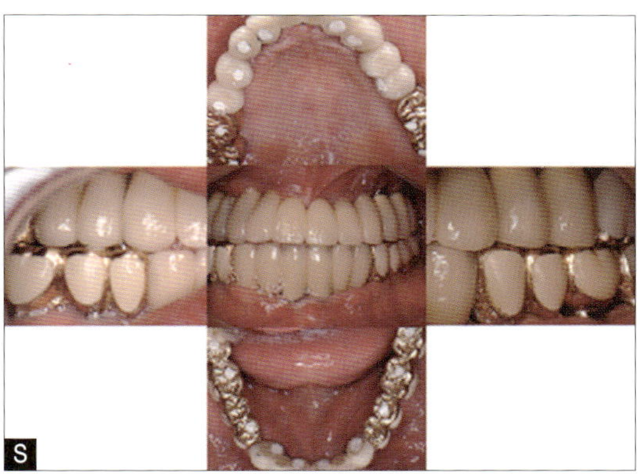

S. 완성된 보철물 장착 후 구내사진(2004년 2월)

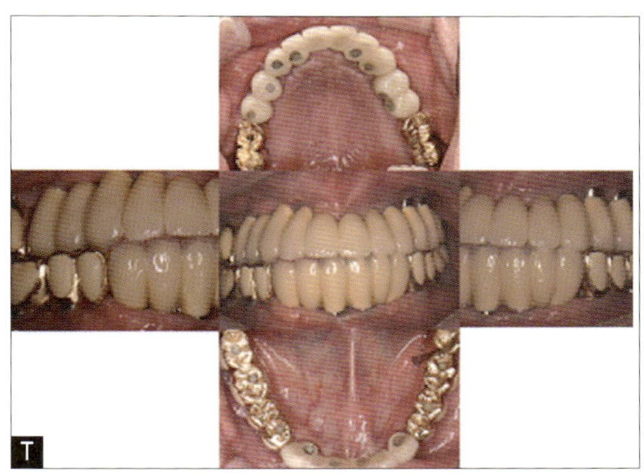

T. 보철물 장착 후 2년 9개월 경과된 구내사진(2006년 11월)

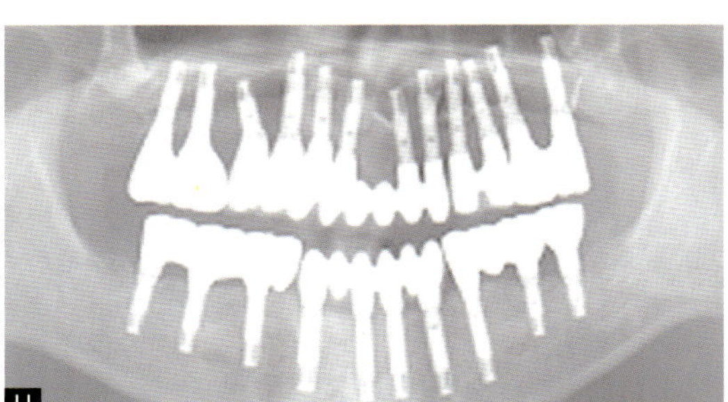

U. 보철물 장착 후 8년 11개월(2013년 1월) 경과된 orthopantomograph(2013년 1월)

그림 7-49 A~U. 상하악 전악구강회복(implant supported full-arch fixed prosthesis) 증례(수술 및 보철, 양재호 교수)

참고문헌

1. Batenburg RH, Meijer HJ, Geraets WG, van der Stelt PF. Mandibular overdentures supported by two or four endosteal implants. A prospective, comparative study. Int J Oral Maxillofac Surg. 1998 Dec;27(6):435-9.
2. Carlsson GE. Future Directions. In: Feine JF, Carlsson GE(eds). Implant Overdenture: The standard od cares for edentulous patients. Quintessence Pub. Co. 2003.
3. Cavalli N, Barbaro B, Spasari D, Azzola F, Ciatti A, Francetti L. Tilted implants for full-arch rehabilitations in completely edentulous maxilla: a retrospective study. Int J Dent. 2012;2012:180379.
4. Duello GV. An evidence-based protocol for immediate rehabilitation of the edentulous patient. J Evid Based Dent Pract. 2012 Sep;12(3 Suppl):172-81.
5. Eliasson A, Palmqvist S, Svenson B, Sondell K. Five-year results with fixed complete-arch mandibular prostheses supported by 4 implants. Int J Oral Maxillofac Implants 2000;15:505-510.
6. Geertman ME, Slagter AP, Van't Hof MA, Van Waas MAJ, Kalk W. Masticatory performance and chewing experience with implant-retained mandibular overdentures. J Oral Rehabil 1999;26:7-13.
7. Harder S, Wolfart S, Egert C, Kern M. Three-year clinical outcome of single implant-retained mandibular overdentures--results of preliminary prospective study.
8. J Dent. 2011 Oct;39(10):656-61.
9. Heydecke G, Boudrias P, Awad MA, De Albuquerque RF, Lund JP, Feine JS. Within-subject comparisons of maxillary fixed and removable implant prostheses: Patient satisfaction and choice of prosthesis. Clin Oral Implants Res. 2003 Feb;14(1):125-30.
10. Heydecke G, Zwahlen M, Nicol A, Nisand D, Payer M, Renouard F, Grohmann P, Mülemann S, Joda T. What is the optimal number of implants for fixed reconstructions: a systematic review. Clin Oral Implants Res. 2012 Oct;23 Suppl 6:217-28
11. Jemt T, Chai J, Harnett J, Heath MR, Hutton JE, Johns RB, et al. A 5-year prospective multicenter follow-up report on overdentures supported by osseointegrated implants. Int J Oral Maxillofac Implants 1996;11:291-8.
12. Krennmair G, Ulm C. The symphyseal single-tooth implant for anchorage of a mandibular complete denture in geriatric patients: A clinical report. Int J Oral Maxillofac Implants 2001;16:98-104.
13. Law C, Bennani V, Lyons K, Swain M. Mandibular flexure and its significance on implant fixed prostheses: a review. J Prosthodont. 2012 Apr;21(3):219-24.
14. Malhotra A, Padmanabhan T, Mohamed K, Natarajan S, Elavia U. Load transfer in tilted implants with varying cantilever lengths in an all-on-four situation. Aust Dent J. 2012 Dec;57(4):440-5.
15. Malo P, Nobre Mde A, Lopes A. Immediate rehabilitation of completely edentulous arches with a four-implant prosthesis concept in difficult conditions: an open cohort study with a mean follow-up of 2 years. Int J Oral Maxillofac Implants. 2012 Sep-Oct;27(5):1177-90.
16. Maló P, Rangert B, Nobre M. "All-on-Four" immediate-function concept with Brånemark system implants for completely edentulous mandible: a retrospective study. Clin Implant Dent Relat Rest 2003;2(suppl):5-.
17. Merischke-Stern RD. Force distribution on implants supporting overdentures: the effect of distal bar extensions. A 3-D in vivo study. Clin oral Implants Res 1997;8:142-51.
18. Mericske-Stern RD, Taylor TD, Belser U. Management of the edentulous patient. Clin Oral Implants Res 2000;11(suppl.):108-125.

19. Mericske-Stern R, Steinlin Scaffner T, Marti P, Geering AH. Peri-implant mucosal aspects of ITI implants supporting overdentures. A five-year longitudinal study. /clin Oral Implants Res 1994;5: 9-18.

20. Naert I, Quirynen M, Theuniers G, van Steenberghe D. Prosthetic aspects of osseointegrated fixtures supporting overdentures. A 4-year report. J Prosthet Dent 1991;65:671-680.

21. Naert I, Gizani S, Vuylsteke M, van SteenvergheD. A 5-year prospective randomized clinical trial on the influence of splinted and unsplinted oral implants in the mandibular overdenture therapy. Part II: Prosthetic aspects and patient satisfaction. J Oral Rehabil 1999;26:195-202.

22. Näri T, Hevinga M, Voorsmit R, Kalk W. Maxillary overdentures retained by splinted and unsplinted implants: A retrospective study. Int J Oral Maxillofac Implants 2001;16:259-266.

23. Narchi TO, Geertman ME, Hevinga M, Abdo H, Kalk W. Changes in the edentulous maxilla in persons wearing implant-retained mandiular overdentures. J Prosthet Dent 2000;84:43-9.

24. Norkin FJ. An era of evidence-based implant dentistry: 30 years since Toronto. Compend Contin Educ Dent. 2012 Sep;33(8):618-9.

25. Oliva J, Oliva X, Oliva JD. All-on-Three Delayed Implant Loading Concept for the Completely Edentulous Maxilla and Mandible: A Retrospective 5-Year Follow-up Study. Int J Oral Maxillofac Implants. 2012 Nov-Dec;27(6):1584-92

26. Palmqvist S, Sondell K, Swartz B. Implant-supported maxillary overdentures: Outcome in planned and emergency cases. Int J Oral Maxillofac Implants 1994;9:184-190.

27 .Popper HA, Popper MJ, Popper JP. The Branemark Novum protocol: description of the treatment procedure and a clinical pilot study of 11 cases. Int J Periodontics Restorative Dent. 2003 Oct;23(5):459-65.

28. Raghoeber GM, Meijer HJ, Stegenga B, van't Hof MA, van Oort RP, Vissink A. Effectiveness of three treatment modalities for the edentulous mandible. A five-year randomized clinical trial. Clin Oral Implants Res 2000;11"195-201.

29. Roos J, Sennerby L, Lekholm U, Jumt T, Grondahl K, Albrektsson T. A qualitative and quantitative method for evaluating implant success: a 5-year retrospective analysis of the Branemark implant. Int J Oral Maxillofac Implants. 1997 Jul-Aug;12(4):504-14.

30. Sadowsky SJ, Capto AA. Stress transfer of four mandibular implant overdenture cantilever designs. J proshtet Den 2004;92:328-96.

31. Smedberg J-I, Lothigius E, Bodin I, Frykholm A, Nilner K, A clinical and radiological two-year follow-up study of maxillary overdentures on osseointegrated implants. Clin Oral Implants Res 1993;4:39-46.

32. Sennerby L. Carlsson GR. Bergman B, Warfvinge J. Mandibular bone resorption in patients treated with tissue integrated prostheses and in complete denture wearers. Acta Odontol Scand 1988;46:135-140.

33. Tang L, Lund JP, Tache R, Clokie CML, Feine JS. A within-subject comparison of mandibular long-bar and hybrid implant-supported prostheses: Evaluation of masticatory function. J Dent Res 1999;78(9):1544-1553.

34. Tahmaseb A, De Clerck R, Aartman I, Wismeijer D. Digital protocol for reference-based guided surgery and immediate loading: a prospective clinical study. Int J Oral Maxillofac Implants. 2012 Sep-Oct;27(5):1258-70

35. von Vowern N, Harder F, Hjøting-Hansen E, Gotfredsen K. ITI implants with overdentures: A prevention of bone loss in edentulous mandibles. Int J Oral Maxillofac Implants 1990;5: 135-139.

36. Zarb GA, Schmitt A. 'Osseointegration and the edentulous predicament. The 10-year-old Toronto study'. Br Dent J. 1992 Feb 22;172(4):135.

37. Zitzmann NU, Marinello CP. Implant-supported removable overdentures in the edentulous maxilla: Clinical and technical aspects. Int J Prosthodont 1999;12:385-390.

38. Zitzmann NU, Marinello CP. Decision-making and treatment planning in the edentulous mandible restored with fixed or removable implant prostheses. World Dent 2001;1(2)